RECETAS SABROSAS
BAJAS EN SAL

Autor: Adolfo Pérez Agustí

Edita: Ediciones Masters
Fernán Caballero, 4-1º dcha.
28019 MADRID

www.edicionesmasters.com
edicionesmasters@gmail.com

JUSTIFICACIÓN

La sal, ese elemento imprescindible para la vida y que definió el término "salario", es ahora un nutriente muy controvertido. De ser considerado uno de los alimentos básicos para la salud humana y objeto de guerras, monopolios, impuestos y base de la economía (los países más ricos eran aquellos que albergaban salinas), ahora es un elemento a excluir, en ocasiones bajo normas sanitarias que solamente demuestran al criterio erróneo de sus dirigentes. Ya nadie se acuerda de aquellas épocas en que los soldados partían a la guerra con su ración de sal, ni de esas leyes que permitían privar a los presos de todo... salvo de agua y sal. La sal común se convirtió en la antigüedad en un lujo, ocasionando su carencia grandes éxodos y guerras, atrayendo invasores y diezmando la salud de la población que no tenía acceso a ella. Se puede decir, que los pueblos eran ricos o pobres en función de la sal disponible.

Obviamente, este libro no pretende ser una loa al consumo de sal, sino que recomienda un uso racional de la sal en la cocina, bien sea mediante sales naturales, especias o mezclas sabias de hierbas y condimentos. Con ellas, amigo lector, habrá conseguido las dos cosas que pretendía: disminuir la cantidad de sal en sus alimentos, y mejorar incluso su sabor.

Aunque ahora, en el siglo XXI, las dietas se elaboran con una menor cantidad de sal, especialmente en los alimentos precocinados, congelados y pasteurizados, en su cocina lo importante es adecuar sus gustos a las recomendaciones de su médico. Desde ahora, dispondrá de una gran cantidad de recetas de fácil elaboración, pero ya no las tendrá que comer insípidas y con un mediocre sabor que le haga detestar el momento de comer.

Lo que debe saber, antes de ponerse a preparar estas exquisitas recetas, es que la sal es imprescindible en nuestra alimentación y no resulta recomendable suprimirla en su totalidad, ya que es necesaria para la vida. Hay que tener en cuenta que la naturaleza no es tan desproporcionada como para que algo tan poco útil exista en tan grandes cantidades. El aire, el agua, la tierra y la sal son elementos que se encuentran por doquier, con abundancia, y que existen independientemente de que el hombre intervenga o no. Su misión es asegurar la supervivencia de los seres, no dañarles. La abundancia de sal en la naturaleza es, por tanto, una necesidad vital, aunque quizá deberíamos especificar a qué tipo de sal nos referimos. La sal que usted consume habitualmente es sal marina purificada, incluso extraída de las minas, pero que a causa de un proceso industrial se transforma en cloruro sódico casi puro, algo poco recomendable para la salud. Además, también es importante la cantidad, pues si sus preferencias van por los alimentos salados y los consume varias veces al día, y así durante toda su vida, enfermará irremediablemente. Nada de esto le ocurrirá con los consejos y recetas que le muestro a continuación.

El sodio –y debo advertir de que no estoy hablando de la sal común- contribuye al proceso digestivo manteniendo una presión osmótica adecuada, fomenta la producción del ácido clorhídrico y en colaboración con el potasio regula los líquidos de las células. Impide la salida excesiva de los líquidos corporales, manteniendo la excreción renal en unos niveles óptimos y con su presencia en el interior de la célula colabora en la transmisión del impulso nervioso, siendo esencial para el óptimo desempeño del cerebro. Igualmente se sabe que su ausencia genera debilidad, pérdida de peso y calambres musculares.

No menos importante es el uso de las especias culinarias en la alimentación, aunque a diferencia de la sal no cambian el sabor, sino que potencian las cualidades organolépticas de los alimentos (color, sabor y olor), contribuyendo de manera intensa y eficaz a que resulte más sabroso y digestivo. El valor de una especia, por tanto, no está en dar sabor y olor a algo que no lo tiene, sino en evitar que se pierda por el proceso de cocinado o manipulación. Con ellas, evitará tener que mezclar muchos alimentos para lograr una adecuada mezcla de color y sabor, consiguiendo una comida más saludable, pues la mayoría de las especias poseen importante efectos medicinales.

CAPITULO I

DIFERENTES TIPOS DE SAL

La sal marina, la obtenida por evaporación del agua del mar, es la más apreciada por su mejor sabor (menos amarga) y por ser más económica su extracción y trasporte. El 40% de la sal que se obtiene en España se exporta, principalmente a los países norteuropeos que la emplean en la salazón. Aquí también tiene mayor aceptación la sal marina ya que conserva más esponjoso el bacalao, mientras que la sal gema lo apelmaza y le da un color amarillento.

Actualmente las mas importantes salinas por su producción son las de la costa de Levante entre Alicante y San Pedro del Pinatar, principalmente las de Torrevieja de las que se extraen, aproximadamente, el 50% de la producción nacional.

Para su extracción, en las zonas llanas de la orilla se forman como mínimo tres cuencas, comunicadas por canales que pueden ser bloqueados. Se deja entrar el agua marina en la primera cuenca, formando una concentración muy alta de agua con sal provocada por una alta evaporación. La solución salina pasa a la segunda cuenca, más pequeña, y así sucesivamente hasta la última cuenca, donde finalmente cristaliza la sal y se amontona en grandes montañas artificiales de sal.

Sal purificada

La sal común de cocina es una sustancia obtenida a partir de la sal marina y que mediante un proceso de cristalización y secado se la separa del resto de los componentes. Este proceso, que antaño no se realizaba, pues la gente consumía sal sin refinar, fue elaborado por los comerciantes para evitar que la sal se apelmazara en los recipientes, ya que sus propiedades higroscópicas le conferían la propiedad de absorber y retener agua. La sal pura, por tanto, se reconoce porque se conservaba muy poco tiempo suelta, pero en el proceso de purificado se pierden elementos importantes.

La sal común de mesa contiene un 99,9% de cloruro sódico. El resto suele ser yoduro de potasio (en ocasiones), azúcar para estabilizar, y como antiaglomerante químico el silicato de aluminio e incluso prusiato de sosa y elementos blanqueantes.

Sal marina pura

La sal marina sin refinar posee diferentes composiciones dependiendo de la procedencia, aunque por regla general contiene un 86% de cloruro sódico, (NaCl) y otros oligoelementos, entre ellos:

Magnesio 0,5 mg/kg
Calcio 17,1 mg/kg
Potasio 0,3 mg/kg

Sodio 34-39 mg/kg
Yodo 1,5 mg/kg
Azufre 0,4 mg/kg

También: litio, flúor, aluminio, fósforo, sílice, oro, cromo, hierro, cobalto, níquel, zinc, germanio y selenio, hasta completar 94 elementos, los mismos que contiene el agua marina y que dieron origen a la vida en La Tierra. Esto la convierte en un alimento precioso y hasta cierto punto imprescindible para la alimentación humana, siempre y cuando la tomemos sin refinar, pura.
Se obtiene de forma natural por la evaporación provocada por el sol y el viento. A diferencia de la sal de roca, contiene solo un 34% de cloruro sódico y es más rica en oligoelementos.
La sal marina se comporta como un organismo vivo, similar a la arcilla, y es capaz de atraer sustancias cargadas de radiaciones negativas y eliminarlas a continuación por los canales normales. A una persona débil, enfermiza o con anorexia rebelde, se le debería administrar sal marina, antes de probar con otras soluciones químicas.

Sal fina: Es la más utilizada; si es marina se disuelve con rapidez, en cambio si es de roca sala más y su disolución no es tan fácil.
Sal gorda: Utilizada por los cocineros para cocciones a la sal y curados. Sus cristales son de tamaño más importante.

Otras sales:

Sal de roca o sal gema

Presente en la tierra en depósitos subterráneos en vetas impactadas, está compuesta de cloruro sódico y cristaliza en cubos regulares. Suele ser incolora cuando es pura, pero de variable coloración y translúcida cuando contiene substancias que la impurifican. Es de sabor intenso. Se utiliza para la fabricación de sosa, ácido clorhídrico, cloro, lejía y PVC, así como para evitar la congelación de las tuberías en invierno.

En España los yacimientos de sal gema más importantes son los de Cardona en Barcelona y los de Cabezón de la Sal en Santander. Al pie del castillo de Cardoner (Barcelona) existe una montaña de sal gema de 180 metros de altura y 4 km de circunferencia en la base.

Sal de Maldon: Con un tamaño entre fina y gorda, se debe emplear poca cantidad por su intenso sabor, y verterla antes de servir. Procede del municipio de Maldon (Inglaterra), y su elaboración es artesanal y laboriosa, empleándose solamente en la alta cocina a causa de su alto precio.

Sal rosa del Himalaya, excavada a mano, es muy pura y se encuentra en las profundidades del Himalaya. Es una sal de roca de grano grueso y bastante dura, con un fino gusto salado, de tacto crujiente. Se trata de una sal que conserva su estructura primitiva natural al ser extraída de los

9

yacimientos y que posee cualidades muy diferentes a la sal refinada. La formación orogénica del Himalaya se produjo bajo la mayor presión conocida sobre depósitos de sal, formándose yacimientos con una cantidad inusual de sal cristalizada y una estructura cristalina de color rojo anaranjado, siendo una de las sales más ricas y especiales en cuanto a energía se refiere que se conocen hasta el momento.

Sal de Guerande: de color gris, se encuentra formando cristales medianos. Se trata de una sal muy rica en oligoelementos, sin aditivos, por lo que es muy apreciada como sal integral.

Flor de sal: igualmente muy apreciada por su sabor a violetas y el delicado olor a mar. Se la denomina como reina de la sal, siendo utilizada siempre cruda y puesta en el último momento de comer el plato.

Sal negra: procede de India, y se caracteriza por su sabor a azufre. De color gris rosado y de origen volcánico, contiene cloruro sódico, cloruro potásico y hierro. De sabor suave, es inodora y se vende poco refinada.

Sal ahumada: Sal con fuerte sabor y olor a humo. Es ingrediente habitual en la cocina norteamericana para la fabricación casera de carnes, verduras, o pescados ahumados.

Gomasio: Mezcla japonesa de sal y de semillas de sésamo tostado. Utilizada para aderezar ensaladas aportando así un sabor característico a la vez que contiene una gran cantidad de calcio. El Gomasio es una palabra japonesa que se compone de Goma (sésamo) y Sio (sal).

Sal de apio: Mezcla de sal y de semillas de apio trituradas.

Sal nitrificante E250 (nitrito sódico): No se encuentra en estado natural. Se deriva del nitrato sódico mediante acción química. Se utiliza en la industria a fin de mantener un color atractivo. También es un conservante y se encuentra en la mayor parte de los curados. Su mención es obligatoria.

Sal rosada de los Andes peruanos: procede de un antiguo océano subterráneo atrapado que alimenta un manantial a 10.000 pies de altura en las montañas de Maras, en los Andes Peruanos. Se emplea para las recetas con tomates maduros. También se la encuentra en las Montañas del Himalaya en Pakistán, como sal marina fósil que se formó hace aproximadamente 200 millones de años. Su color rosado se debe a su gran contenido de hierro y otros minerales como el Calcio, Magnesio, Potasio y Cobre.

Sal de Hawai Alaea Roja: se forma de sedimentos de arcilla volcánica de los pozos formados por los ríos de la isla de Hawai con el mar. Delicado color rosáceo y un delicioso sabor a nuez.

Aditivos con sal (sodio) (y relación de los alimentos que pueden contener el aditivo)	
Nombre del aditivo	**Alimentos que pueden contenerlo**
Fosfato disódico	Cereales, quesos, mantequillados, bebidas embotelladas.
Glutamato monosódico (GMS)	Productos para incrementar el sabor, carnes, condimentos, pepinillos, sopas dulces, artículos de repostería.
Alginato sódico	Mantequillados, batidos de chocolate.
Benzoato sódico	Zumos de frutas envasadas.
Hidróxido de sodio	Productos con coco, guisantes en lata.
Propionato de sodio	Panes.
Sulfito de sodio	Frutas secas, preparados de verdura para sopa, ensalada.
Pectinato de sodio	Jarabes y recubrimientos para pasteles, mantequillado, sorbetes, aderezos para ensaladas, compotas y jaleas.

Caseinato de sodio	Mantequillados y otros productos congelados.
Bicarbonato de sodio	Levadura, sopa de tomate, harina, sorbetes, confituras.

FUNCIONES DE LA SAL

El científico francés Dr. Alexis Carrel mantuvo un corazón de pollo vivo durante más de 27 años en una solución de sal marina, un agua de mar isotónica. Su idea era demostrar la inmortalidad de las células. Así mismo, el Profesor Louis C. Kervran, candidato al premio Nobel, dijo que el secreto de la eterna juventud estaba en el agua de mar rica en sal. Otros investigadores recomiendan la vuelta a los procesos de salazón de los alimentos.

La sal marina natural (reconstituida del agua de mar) permite que los líquidos puedan circular libremente en las membranas celulares, en los glomérulos renales y las paredes de los vasos sanguíneos. Cuando la concentración de cloruro sódico en la sangre aumenta, el agua de los tejidos atrae el exceso, enriqueciendo el tejido que existe dentro de las células e hidratándolo. Si todo funciona adecuadamente, los riñones eliminan los fluidos salinos fácilmente. La sal refinada no permite este libre paso de líquidos y minerales, ocasionando que se acumulen y estanquen, produciendo edemas y problemas renales crónicos.

La sal es el único elemento necesario para la correcta distribución de los líquidos y el metabolismo de los hidratos de carbono, por encima de la insulina. Sólo cuando la sal se añade a los carbohidratos (cereales, patatas, hortalizas…), se produce saliva y las secreciones gástricas necesarias para romper la fibra que contienen.

Una vez que la sal es disuelta e ionizada, posee una clara reactividad, tiene plena capacidad electromagnética, y pasa fácilmente a través de todos los tejidos, ejerciendo un claro efecto desinfectante.

El cuerpo de una persona de 70 kilos contiene aproximadamente 45 litros de agua, 3 litros de plasma, 14 litros de líquido extracelular y 29 litros de líquido intracelular, donde alberga unos 300 gramos de sal. La mayor parte del sodio se encuentra fuera de la célula y en el plasma, mientras que el potasio está dentro.

Un 22 por ciento de la sal del cuerpo se encuentra en los huesos, por lo que es fácil deducir que una carencia de sal ocasionará osteoporosis. La osteoporosis se produce cuando el cuerpo necesita más sal y se lo lleva del cuerpo. ¿No es evidente lo que ocurre con los huesos cuando estamos deficientes en sal o agua, o ambos?

La parte del organismo más rica en sal es el líquido cefalorraquídeo contenido en la columna vertebral, seguido del plasma, la linfa, los riñones, el útero, los pulmones, el cerebro, el corazón y la piel. La sangre, a pesar de disponer solamente de un 3 por ciento de la cantidad total de sal, es la parte corporal más sensible a su carencia. Después vemos que se necesita sal para realizar las funciones digestivas, para la formación del jugo pancreático y la saliva, para el intercambio biológico de elementos a través de la mucosa intestinal. Cuando la dieta está carente de sal y contiene abundancia de potasio, se elimina una cantidad anormal de líquido intercelular, mientras que a la inversa hay una retención. Se calcula que se necesitan unos 7,5 gramos de sal, pero la dieta europea suele contener de media 15, lo que permite asegurarse la cantidad necesaria. En caso de sudoración excesiva, no bastaría con beber agua, ya que se necesita aumentar la cantidad de sal. El agua no hidrata si no contiene sal, algo a tener en cuenta si queremos beber agua embotellada baja en sal.

A aquí sus funciones más esenciales:

1. La sal contribuye a la estabilización de los latidos del corazón y, contrariamente a la idea errónea de que causa presión arterial alta, es realmente esencial para la regulación de la presión arterial en unión al agua. Sin su adecuada presencia, las cifras tensionales oscilan ocasionando una inestabilidad al flujo sanguíneo.
2. Naturalmente, las proporciones son críticas y el exceso, como cualquier otro, causará

daños, pero de menor importancia a los que ocasiona su carencia.

3. Es vital para la extracción del exceso de acidez de las células en el cuerpo, especialmente de las células cerebrales. Entre los daños del exceso de acidez están la osteoporosis y el cáncer.

4. Es necesaria para el equilibrio de los niveles de azúcar en la sangre, un elemento incluso imprescindible en los diabéticos.

5. Es vital para la generación de energía hidroeléctrica en las células corporales.

6. Vital para que las células nerviosas se comuniquen entre sí y procesen la información hacia el cerebro, desde el momento de la concepción hasta la muerte.

7. Necesaria para la absorción de las partículas de alimentos a través del tracto intestinal. La sal ocasiona la adecuada presión osmótica que permite la absorción de los alimentos y la hidratación de los mismos, así como la posterior evacuación.

8. La sal es vital para la eliminación de la mucosidad pulmonar, especialmente en el asma y la fibrosis quística. También mejora los catarros y la congestión de los senos nasales.

9. Eficaz antihistamínico natural.

10. Previene los calambres musculares.

11. Evita el exceso de producción de saliva, hasta el punto que sale de la boca durante el

sueño. La necesidad de limpiar el exceso de saliva indica escasez de sal.

12. La sal es absolutamente vital para la estructura de los huesos. La osteoporosis, ya lo hemos indicado, es el resultado de la escasez de agua y sal en el cuerpo.

13. La sal es vital para la regulación del sueño. Es un hipnótico natural.

14. La sal es un elemento vital necesario en el tratamiento de los diabéticos.

15. Una pizca de sal en la lengua detiene la tos seca persistente y los ataques epilépticos.

16. La sal es vital para la prevención de la gota y la artritis gotosa.

17. Vital para el mantenimiento de la sexualidad y la libido.

18. Necesaria en la prevención de várices y arañas vasculares en piernas y muslos.

Trastornos por exceso de sal

Lesiones renales (nefritis e insuficiencia)
Obesidad
Hipertensión arterial
Edemas
Afecciones cardiacas
Diabetes insípida
Hidropesía

Necesidad de sal aumentada

Transpiración abundante

Exceso de agua
Enfermedad de Cushing
Envenenamiento

Sal en los alimentos

Entre 4 a 10 g por kilo:
Anchoas, arenques, mantequilla, cubitos, conservas, sopas de sobre, pan, quesos, aperitivos.
Entre 1 a 1,5 por kilo:
espinacas, apio, lentejas, pastas, huevos, leche, carne, pescados, requesón.
Menos de 1 g por kilo:
verduras, frutas, azúcar, confituras, miel, arroz, patatas, cacao.

CAPITULO II

ESPECIAS SUSTITUTIVAS
DE LA SAL

Menospreciados en numerosas ocasiones, pero imprescindibles para los buenos cocineros, los condimentos alimentarios son también una buena manera de hacer apetitosos y digestivos la mayoría de los platos. Además, sus **propiedades medicinales** son muy importantes y empleados con sabiduría podemos conseguir curarnos de afecciones pequeñas, mientras disfrutamos de exquisitos alimentos.

Tan importantes fueron las especias en la antigüedad que nuestros marinos emprendían grandes y costosos viajes a ultramar con el fin de venir cargados, no solamente con oro, sino con valiosas especias que alcanzaban en el mercado un valor similar a las monedas.

La primera obra sobre las cualidades terapéuticas de las especias la escribió un tal Pablo de Egina, un médico del siglo VII que en su enciclopedia "Compendio de la Medicina en siete libros", hablaba maravillas sobre las propiedades curativas de los condimentos naturales. Con anterioridad a este sabio doctor, el histórico Vasco da Gama descubrió en uno de sus viajes un gran centro comercial sobre especias y gracias a ello, al llegar a su país, se convirtió en un afamado comerciante.

MISIÓN DE LAS ESPECIAS

Mucha gente opina que el valor de una especia o condimento es potenciar el verdadero sabor de los alimentos y dar buen olor a algo que por sí mismo no lo tiene. Confían más en mezclar distintos alimentos entre sí, realizando mezclas sofisticadas a las que ponen nombres aún más increíbles, que en añadir sustancias que aseguran ocultan y distorsionan el auténtico sabor. Son como esas personas que consideran una adulteración el mezclar café con leche, vino con gaseosa o utilizar aceite de soja.

Como veremos a continuación, los condimentos son en sí mismos un alimento y una planta medicinal, por lo que a veces constituyen una parte más importante en los platos que la comida misma.

Las diferencias

Antes de utilizarlos deberemos saber con precisión qué esperamos de ellos, al menos en cuanto al sabor, para no mezclar sabores incompatibles o al menos no deseados. Esta es la clasificación que nunca debemos olvidar:

- **Condimentos salinos**

  Se emplean en la mayoría de los platos, pero preferentemente en las carnes, guisos y muy especialmente en los feculentos. Se recomienda emplear la **sal marina**. Sus propiedades son las de aumentar la presión osmótica intestinal y con ello la de facilitar la absorción de los alimentos, excitar la mucosa bucal y la producción de **saliva**, con lo cual empezamos a realizar la digestión en la boca. También estimula el apetito.

- **Condimentos aromáticos**

Su solo olor hace desear un plato aunque ni siquiera lo veamos. Entre los vegetales que dan más olor están el **ajo**, el perejil frito, el **tomillo**, el romero y el perifollo. También son muy intensas la canela y la vainilla.

- **Condimentos acres**

Su sabor es muy enérgico y son elemento preferido para quienes poseen un estómago fuerte. Con el efecto más intenso tenemos a la **pimienta**, el **jengibre** y la mostaza, mientras que de efecto medio están los rábanos silvestres. Los más suaves son la **cebolla**, el puerro y las alcaparras.

- **Condimentos ácidos**

Calman la sed y se emplean principalmente en platos veraniegos. Los más populares son el limón y el **vinagre**.

- **Condimentos grasos**

Favorecen la ingestión de los alimentos secos. En este grupo se encuentran los **aceites**, las nueces, los cacahuetes, las almendras dulces, la mantequilla y la **margarina**.

DÓNDE EMPLEAR
LOS CONDIMENTOS

Aunque cada cocinero tiene su secreto y sus gustos personales, estas son algunas de las aplicaciones más populares sobre el uso de los condimentos.
El empleo acertado de los condimentos se emplea en ocasiones para mejorar la digestión y la tolerancia a los alimentos.

Ajedrea:

Usos medicinales:
Aunque esencialmente se la emplea como aromatizante culinario, tiene interesantes propiedades como digestiva, antiespasmódica, antiséptica y afrodisíaca. Es eficaz para eliminar parásitos intestinales y para mejorar la digestión de los alimentos. Corrige la tendencia al vómito, corta suavemente las diarreas tanto por su efecto astringente como por su acción antiséptica, y quita los dolores gástricos. También posee efectos afrodisiacos en ambos sexos, es expectorante en bronquitis y alivia las crisis asmáticas.
A nivel externo interno es antiséptica, fungicida y bactericida, poseyendo cierto efecto para mejorar las defensas orgánicas internamente. Es muy útil en el cansancio, la fatiga mental y la falta de memoria, activando la circulación sanguínea y las glándulas suprarrenales.

Usos culinarios:
Para aderezar pepinillos, dar aroma a salsas y ensaladas, así como para asados de cerdo y guisantes.

Ajo:

Usos medicinales:
Es antiséptico, balsámico, antihelmíntico, hipotensor y diurético. Se le reconocen propiedades como rejuvenecedor y restaurador arterial. A pesar de que sus acciones han sido demostradas en repetidas ocasiones por los mejores investigadores, el uso del ajo sigue estando muy limitado a sus aplicaciones culinarias. En el mercado de la herbodietética existen perlas a base de su aceite o incluso con ajo puro pulverizado y seco, las cuales nos pueden servir para utilizarlo con eficacia sin que notemos su profundo olor en el aliento. Su mejor aplicación es para la arteriosclerosis, los zumbidos de oído, la hipertensión arterial y la pérdida de memoria en la vejez. Es eficaz también por su efecto antibiótico en las enfermedades del aparato bronquial, ya que al eliminarse por el aliento ejerce un efecto local muy poderoso como bactericida. Se le reconocen propiedades contra el cáncer. Mejora también la diabetes, la gripe y los enfriamientos, teniendo en estos casos un efecto bactericida potente. Elimina los parásitos intestinales, previene la trombosis y alivia la claudicación intermitente.
Usos culinarios:

Se emplea en sopas, potajes, guisos, salsas y en crudo.

Albahaca:

Usos medicinales:
Como carminativa, galactogoga y diurética. Se utiliza en la falta de apetito, gases intestinales, digestiones lentas y espasmos gástricos. Alivia las jaquecas y la tos. Externamente la infusión es útil para lavar heridas y eccemas. Mezclado con aceite alivia los dolores reumáticos y como colirio para la hemeralopia.
Otros usos:
Se le reconocen propiedades para ahuyentar mosquitos por lo que se recomienda tener macetas cerca de las ventanas. Tiene efectos contra la tristeza y el miedo. Baja la fiebre, es antiséptica y estimula el sistema inmunitario. Frena los resfriados, la tos, el asma, los dolores de cabeza y ayuda a eliminar los parásitos intestinales. Aumenta la producción de leche en las madres lactantes y mejora los dolores del periodo.
Usos culinarios:
Por su olor es útil en pescados, sopas, salsas y ragout.

Alcaparras:

Usos medicinales:

Sus propiedades diuréticas son propias de la raíz y la corteza. Se la utiliza para la artritis, falta de apetito, antihemorroidal e inflamación del bazo.

Usos culinarios:
Se emplea en la zona mediterránea en sopas de pescado, entremeses y ensaladas.

Anís verde

Usos medicinales:
Carminativo, digestivo y balsámico, se emplea para mejorar la digestión y eliminar los gases intestinales. Fluidifica la mucosidad bronquial, es diurético y mejora el asma.

Otros usos:
Estimula la producción de leche en mujeres lactantes.

Usos culinarios:
Para dar aroma a pasteles y panes o galletas.

Apio

Usos medicinales:
Es aperitivo, facilita la digestión, corrige los gases intestinales y muy remineralizante. Ayuda a la formación del esmalte dentario, es muy eficaz como diurético y para eliminar el exceso de ácido úrico. Depurativo, regenerador sanguíneo, antirreumático y ligeramente laxante, ayuda a la neutralización de toxinas y venenos, ejerciendo al mismo tiempo un efecto estimulante sobre las glándulas suprarrenal y genitales, por lo que se le

considera un eficaz afrodisíaco, especialmente en varones.

También mejora las enfermedades hepáticas, combate las infecciones, favorece el crecimiento de los niños y controla las fiebres intermitentes. Otros efectos no menos importantes son el tonificar el sistema nervioso agotado, actuar como antiestrés, ayudar a la eliminación de cálculos renales, mejorar la memoria y en uso externo comportarse como un cicatrizante.

No pierde sus propiedades curativas cuando se le cuece.

Usos culinarios:

Se pueden comer crudos en ensalada, en zumo exprimiéndolos o cocidos para sopas o guarnición. En cualquier caso es conveniente quitarles algo de fibra de sus tallos. El hervido dura aproximadamente media hora.

Además de mezclarlos en ensalada, tanto los tallos como las hojas, se pueden poner a cocer y una vez tiernos se les echa en una cazuela con mantequilla derretida, se les espolvorea con harina y se añade un poco de agua caliente, sal, pimienta y nuez moscada, dejándolo cocer durante quince minutos. Dos yemas de huevo y algo de nata montada completarán un plato saludable de apio.

El zumo de apio constituye una manera extraordinaria para aprovechar sus cualidades medicinales y para ello basta someterlo a la trituración de una licuadora. En este caso emplearemos más tallo que hojas, ya que el sabor de estas es muy fuerte, mezclándolos con zanahoria, limón y algo de manzana.

Azafrán:

Usos medicinales:
Se emplea básicamente para elaborar colirios y agua para lavarse los ojos.
En homeopatía tiene utilidad como antihemorrágico y antidepresivo.
Es estimulante, digestivo, aperitivo y también se puede emplear en las amenorreas, el exceso de colesterol, la falta de apetito y el cansancio.
Externamente alivia los dolores de dientes y mejora la gingivitis.
Con el azafrán se prepara el Láudano y un eficaz analgésico dental.
No tiene toxicidad, aunque en dosis altas puede ser abortivo y producir alteraciones renales.
Usos culinarios:
Bastan dos trocitos pequeños puestos en remojo un poco antes y después colados, para dar a las comidas ese color amarillo intenso tan apreciado.
Se puede emplear en platos de arroz, de pescado e incluso en pastelería.

Canela:
Usos medicinales:
Es afrodisiaca, digestiva, tónica y aperitiva. Mejora las digestiones pesadas, la flatulencia y la úlcera gastroduodenal.
Usos culinarios:

De sabor exquisito, se emplea en dulces como el arroz con leche, pasteles, confituras, compotas y en diversos licores.

Cardamono:

Usos medicinales:
Se utiliza para aliviar los cólicos y el meteorismo, y facilitar la digestión.
También tiene propiedades mucolíticas y antisépticas.
Es estimulante del apetito, digestivo, carminativo, bacteriostático, antifúngico.
Indicado para inapetencia, meteorismo, dispepsias hiposecretoras, dermatomicosis, infecciones cutáneas.
Uso culinario:
Es una semilla muy aromática, con un sabor ligero a eucalipto, aunque mucho más intenso y dulce. Las pequeñas semillas, de color marrón oscuro o negras, se encuentran en vainas de color crema, marrones, verdes o blancas. El cardamomo se suele vender en vainas de semillas secas, pero también se obtienen las semillas sueltas o en polvo. Sin embargo, es mejor comprarlo entero, pues molido pierde rápidamente su sabor. Se usa en currys, arroces, postres, pasteles, panes, bollos, galletas y tés.

Cebolla:

Usos medicinales:

Es depurativa, antibiótica potente, diurética y favorecedora del sueño, especialmente mezclada con lechuga. Ayuda a expulsar parásitos intestinales si la mezclamos con el Tomillo, está indicada en afecciones gripales y bronquitis, siendo rica en vitaminas A y C.

Mejora las afecciones hepáticas, la diabetes, las infecciones renales, las erupciones de piel y la eliminación de cálculos renales. Mezclada con limón mejora los trastornos del estómago y si le añadimos manzana también las hepáticas.

Externamente se emplea para que maduren los abscesos de la piel, aplicándola en forma de cataplasma que se renovará cada dos horas. Mezclada con ajo dice que cura las picaduras de arañas e incluso la de algunas serpientes.

También se emplea en la gota, las varices, las hemorroides, el reumatismo, la ciática, las enfermedades del corazón y el insomnio. Tiene una legendaria reputación para mejorar la visión nocturna, la fatiga visual, las cataratas e incluso la miopía. Para ello bastará con aplicar cada noche una pequeña cantidad de zumo de cebolla en los ojos.

Usos culinarios:

Si deseamos comerla cruda en ensalada es conveniente ponerla en remojo en agua durante media hora, ya que es algo indigesta. Admite cualquier preparación culinaria, rellena, frita, estofada, sola o mezclada con una gran variedad de alimentos. Cuando las pelemos es conveniente hacerlo debajo del chorro del grifo o escaldarlas antes con agua caliente.

Mezclada con carnes y pescados ayuda a que sean más saludables y digestivos.

Cebolleta:

Planta muy parecida a la cebolla, con el bulbo pequeño y parte de las hojas comestibles.

Uso culinario:
Ensaladas.

Clavo:

Usos medicinales:
La esencia confiere propiedades fuertemente antisépticas, carminativas, estimulantes del apetito y la digestión y, a nivel local, cicatrizante y analgésica, por tanto, está indicada en problemas de inapetencia, dispepsias, flatulencias, bronquitis, heridas, ulceraciones dérmicas, estomatitis, amigdalitis y otitis.

Usos culinarios:
Su sabor intenso obliga a emplear poca cantidad en estofados. Se utiliza en guisos de carne, de lentejas, en sopas, marinadas de pescado o carne, pasteles, vinos calientes, caldos cortos, adobos, salsas…

Es mejor comprarlo entero que en polvo, porque pierde su aroma y su sabor rápidamente.

Cilantro:

Usos medicinales:
Se emplea como condimento en los trastornos digestivos, flatulencia e inapetencia, como tonificante del sistema nervioso y antiespasmódico.
Masticar unas hojas o los frutos secos elimina el mal aliento de los fumadores.
En dosis altas puede producir un efecto similar a las borracheras por su efecto tóxico sobre el sistema nervioso.

Usos culinarios:
El Cilantro casa muy bien con la menta, albahaca, ajo, perejil, y limón. Combina muy bien con todo tipo de comida salada: patatas, judías verdes, verduras, mariscos, pescados, legumbres… Para que no pierda su sabor, es mejor echarlo cuando le queda poco de cocción.
A la semilla de esta planta se la llama "*culantro*" en Sudamérica. Se utiliza como especie y es uno de los componentes del Curry.

Cominos:

Usos medicinales:
Digestivo, carminativo, galactógeno. Se emplea con éxito en la prevención de la aerofagia. Tiene la propiedad de evitar que se forme gas intestinal, por lo que su efecto es mayor tomado durante las comidas, incluso mezclado con ellas, especialmente en las legumbres.
Estimula la lactancia, provoca la menstruación y la diuresis y ayuda a expulsar parásitos intestinales.

Las cataplasmas calientes alivian las orquitis.
Usos culinarios:
Imprescindible en las legumbres, queso y algo menos en pastelería.

Corteza de limón:
Para dulces a base de leche y en platos de pescado.

Cúrcuma:
Usos medicinales:
Se emplea como tónico estomacal pues estimula la producción de jugos gástricos, siendo adecuado para abrir el apetito y en la hipoclorhidria. Es colagoga, carminativa, antiinflamatoria y reduce el colesterol.
Usos culinarios:
En pescados, arroz, salsas y caldos. Proporciona un color amarillo intenso.

Curry:
Usos culinarios:
Es una mezcla de coriandro, jengibre, cúrcuma, comino, nuez moscada y clavo.
Para el arroz, pescado, pollo y ragout.

Eneldo:
Usos medicinales:
Estimula la secreción de los jugos gástricos, combate la flatulencia y posee ligero efecto antiespasmódico. Combate las infecciones urinarias femeninas, bastando con un baño de asiento

caliente, y refresca el aliento. Hipo, estomatitis y vómito.

Usos culinarios:
En la Europa continental es habitual el uso del eneldo en todos los guisos de pescado, pues mejora su sabor y los hace más fáciles de digerir.

Estragón:

Usos medicinales:
Básicamente, se la reconoce como una especie culinaria estimulante del apetito y de las funciones digestivas. Internamente se administra en la anorexia, las digestiones lentas, la aerofagia, las infecciones intestinales, contra los parásitos intestinales y en las reglas dolorosas o irregulares. Aplicado localmente puede aliviar los dolores de muelas por su efecto anestésico, pero no tiene propiedades antibióticas. En estos casos se aplican las hojas machacadas directamente en la muela, aunque también puede emplear el extracto o la esencia empleando un algodón. Puede dar lugar a reacciones alérgicas en personas predispuestas. Se le conoce también como *Ajenjo* y estragón ruso o francés.

Usos culinarios:
En platos de carne, callos y ensaladas.

Guindilla, chile:

Usos medicinales:
Según las últimas investigaciones, el consumo de guindillas hace que el estómago produzca un moco

que protege su mucosa contra irritantes gástricos como los ácidos y el alcohol, debido a que la capasaicina provoca una mayor secreción de mucosidad.

No obstante, puede irritar el tubo digestivo y causar molestia intensa en el estómago y en el ano, sobre todo si se sufren de hemorroides. Por tanto, existen razones para desaconsejar su consumo en caso de úlcera gastroduodenal, gastritis, colitis, hemorroides, cistitis. Por otra parte, es la capsaicina la responsable de las propiedades medicinales comprobadas de estos alimentos, vía tópica: antifúngica (destruye los hongos y mohos) y analgésica (combate el dolor).

Usos culinarios:

Vaina secada y luego convertida en copos o polvo. Ambas formas son populares en las cocinas mejicana e india. Los pimientos de Chile pueden ser rojos o verdes, aunque algunos se vuelven de color marrón o negro cuando maduran y se secan. El polvo se utiliza en currys, chutneys, aliños y tentempiés. Suele ser muy picante.

Jengibre:

Usos medicinales:

Alivia las náuseas y los mareos producidos por los viajes, también los vómitos matutinos de embarazada, y aquellos que son ocasionados por intolerancias medicamentosas. Es antiespasmódico, mejora la digestión de las grasas, y se emplean en las enfermedades producidas por frío, pues genera calor interno. Se le atribuyen propiedades para estimular las defensas, como antiinflamatorio y para reducir el colesterol y la hipertensión.

Previene la formación de coágulos en la patología arterial. Para aliviar dolores de garganta, chupar un trozo de jengibre.

Externamente se emplea su aceite para sabañones, enfriamientos renales y enfermedades reumáticas.

Usos culinarios:

Se obtiene en forma de raíces enteras, frescas o secas, y en polvo. El jengibre se usa en platos dulces y salados. El fresco es menos "picante" que el seco. Es un ingrediente popular en las cocinas china e india, una vez pelado y molido en forma de pasta. También se obtiene en lata, cristalizado en forma de azúcar, conservado en forma de melaza y se usa en la cerveza y el vino de jengibre. La raíz seca del jengibre debe "machacarse" antes de su uso, así se abren las fibras y desprende un sabor picante y aromático. El jengibre en polvo no aporta el mismo sabor a los alimentos. Se usa principalmente en platos dulces, postres, cremas, salsas, encurtidos y chutneys. Combina muy bien con melón y melocotón.

En carnes asadas, salsas, berenjenas y también en confituras.

Hinojo:

Usos medicinales:

Es carminativo, emenagogo, expectorante y antiespasmódico. Sus semillas machacadas se emplean ampliamente para saborizar platos y facilitar su digestión. También para corregir los gases intestinales, evitar los espasmos y como aperitivo. Posee propiedades importantes como expectorante y mucolítico, para estimular la menstruación y aumentar la diuresis.

Su efecto como estimulante del sistema nervioso es alto, por lo que hay que emplearlo con mesura en niños pequeños. Tiene aplicaciones en el cáncer de próstata y por su contenido en estrógenos puede ser empleado en terapias adecuadas.

Usos culinarios:

Aunque tradicionalmente se sirve con pescado, el hinojo es delicioso con muchos otros platos. Hay que picarlo y esparcirlo sobre ensaladas y verduras cocidas, o incorporarlo a cualquier salsa para espaguetis o al arroz cocido.

Es mejor consumirlo fresco, y para conservarlo hay que guardarlo en la nevera protegido con un film plástico o bien, escaldar unos segundos en agua hirviendo y congelar.

Laurel:

Usos medicinales:

De uso preferentemente culinario se le considera una planta antiespasmódica y digestiva, con ligero poder analgésico. Es sedante de la tos, calma los dolores gástricos y los vómitos de origen digestivo. Regula las palpitaciones cardiacas y suaviza las crisis asmáticas.

Otros usos:

Externamente es eficaz para anular el sudor excesivo de los pies, en las dermatosis y los picores de piel.

Usos culinarios:
Para platos de pescado, sesos, crustáceos y mollejas.

Mejorana:

Usos medicinales:
Es digestiva, antiespasmódica y diurética. Su uso más frecuente es como digestiva, espasmolítica y carminativa, así como sedante suave. Tiene poder antiséptico en las infecciones urinarias y es ligeramente hipotensora.

Otros usos:
Externamente sirve para lavados nasales en caso de sinusitis, herpes y heridas. Se suele confundir con el Orégano y aunque sus aplicaciones sean similares, botánicamente se pueden diferenciar por las flores, que en el orégano son más numerosas y de color rosa.

Usos culinarios:
Imprescindible en pizzas, pastas y ensaladas.

Menta:

Usos medicinales:
Es antiespasmódica, carminativa, antiséptica, balsámica y afrodisíaca. Sus usos más frecuentes son como saborizante de otras hierbas, en licorería, ambientadores y cosmética. Sin embargo, es

también un buen remedio para mejorar la función biliar, evitar las malas digestiones, impedir la formación de gases intestinales y suavizar los espasmos. Igualmente nos ayuda a combatir el mareo de los viajes, el vértigo, las palpitaciones nerviosas, los dolores de cabeza y fluidificar las vías respiratorias. Externamente tiene buenas propiedades como antiséptico, antineurálgico, antidoloroso en problemas reumáticos y para aliviar los dolores dentales.

Otros usos:
Combate el mal aliento y se le atribuyen ligeras propiedades afrodisíacas en la mujer.

Usos culinarios:
Para dar aroma a platos de carnes blancas y pescados.

Mostaza:

Usos medicinales:
En forma de cataplasma para las bronquitis y afecciones reumáticas ocasionadas por el frío.

Usos culinarios:
Esencialmente en carnes, perritos y salsas.

Nuez moscada:

Usos medicinales:
Es estimulante de la digestión, tónico cardíaco y cerebral.

Usos culinarios:

Para salsas besamel, picadillos, croquetas de carne y estofados.

Páprika (Pimentón):

Usos medicinales:
Fuente apreciable de betacaroteno
Buena fuente de bioflavonoides (antioxidantes)
Alto en fibra dietética y vitamina C
Es digestivo, estimulante, colagogo, antihemorroidal. Para quienes padecen de gases en el tubo digestivo, con cólicos. Para las manchas de la piel, aplicar jugo de pimentón con zanahoria.
Usos culinarios:
En pollos, salsas, arroz y huevos.

Pepinillo:

Usos medicinales:
Posee propiedades emolientes, calmantes y refrescantes y sobretodo alcalinizantes. Tiene un efecto purificador sobre los intestinos, siendo recomendable para neutralizar la excesiva acidez, como en la diabetes, gota, obesidad, artritis, etc.
Usos culinarios:
Casi exclusivamente para entremeses y ensaladas.

Perejil:

Usos medicinales:
Es emenagogo, digestivo y diurético. Tiene un suave efecto para provocar la menstruación y una

gran eficacia como diurético. Es adecuado para tratar edemas e hinchazones, gota, reumatismos articulares e insuficiencia renal. Mejora las prostatitis que cursan con oliguria y las hepatopatías. Externamente se emplea su jugo contra la picadura de los mosquitos, en masajes mamarios para cortar la leche materna, en contusiones y convenientemente diluido en las conjuntivitis.

Otros usos:
Aplicado directamente calma los dolores dentales, las neuralgias y las hemorragias nasales. Tiene sinergia con el apio.

Usos culinarios:
Muy extendido en platos de pescado, mejillones, caracoles y bacalao.

Pimienta:

Usos medicinales:
Se le atribuyen poderes vasoconstrictores, siendo beneficiosa para las varices, la matriz o útero, hemorroides, vejiga, y problemas hepáticos, Gracias a sus aceites esenciales (ericolina), tiene poderes antioxidantes y anticancerígenos.

Usos culinarios:
Ampliamente empleada en platos fuertes de carne, pescados grasos, conejo y coliflor.

Puerro:

Usos medicinales:
Diurético y afecciones broncopulmonares.
Uso culinario:
Salsas, guisos y caldos.

Tomillo:
Usos medicinales:
Es el mejor antibiótico natural disponible. Es estimulante, balsámico y carminativo. Eficaz en infecciones de vías respiratorias, especialmente amigdalitis, enfisema, bronquitis y tos irritativa. Insuficiencia biliar, digestiones lentas, gases intestinales, parásitos y falta de apetito. Estimulante nervioso y cerebral, cansancio. Externamente para curar infecciones de piel, vaginitis, estomatitis y contra la caída del cabello.
Usos culinarios:
Como adobo para ensaladas y aceitunas.

Vainilla:

Usos medicinales:
Se le atribuyen propiedades digestivas, tranquilizantes, afrodisiacas, antipiréticas.
Usos culinarios:
En platos dulces, licores y chocolate.

CAPITULO III

Listado de alimentos para una dieta pobre en sal (pobre en sodio)

Alimentos para una dieta pobre en sal		
Grupo de alimentos	**Alimentos permitidos**	**Alimentos a evitar**
Cereales y derivados	Pan, biscotes sin sal. Galletas: maría, chiquilín. Pastas, macarrones, espaguetis, canelones, codillos. Arroz. Patatas. Cereales de desayuno. Repostería casera sin adición de sal en su elaboración.	Pan, biscotes con sal. Bizcochos de cacao o chocolate. Levadura. Todo tipo de bollería. Bizcochos con crema. Mantequillados. Patatas fritas en bolsa, aperitivos. Productos precocinados elaborados con cereales: pizza.
Verduras y hortalizas	Verduras frescas	Verduras y hortalizas en conserva, enlatados, en bote de cristal, congeladas.

		Preparados de verdura para sopa. Sopas comerciales de verduras deshidratadas, o en bote.
Legumbres	Judías, lentejas, garbanzos.	
Frutas y frutos secos	Todas. Manzana, cerezas, higos. Frutas de todo tipo: sandía, melón, naranja, pomelo. Frutos secos: almendras tostadas, castañas, pistachos, uvas pasas, ciruelas secas, higos secos con azúcar.	Frutas en conserva. Zumos de fruta envasados. Aceitunas de todo tipo. Todo tipo de frutos secos salados: almendras, cacahuetes, avellanas, maíz frito, etc.
Carnes, caza y huevos	Todo tipo de carnes magras, frescas. Pollo, pavo. Vísceras	Carnes saladas o ahumadas: beicon, tocino, salchichas.

	(hígado, riñones...) Embutidos sin sal: jamón dulce Huevos.	Precocinados, congelados, con carne como, canelones, pizzas, croquetas. Embutidos en general: salchichón, chorizo, mortadela, jamón serrano. Caza: perdiz, ganso, pato, etc.
Pescados y mariscos	Pescados magros, frescos.	Pescados salados o ahumados: salmón, bacalao. Productos en conserva: anchoas, arenques, sardinas. Productos precocinados de pescado.

		Mariscos en general: calamar, pulpo, mejillón, chirla, navajas, ostras, almejas, cigalas, gambas, cangrejos. Huevas de pescado (Caviar ó sucedáneo).
Leche y derivados	Leche entera, desnatada. Yogures. Cuajada. Postres lácteos (natillas, flan). Helados. Nata líquida y montada. Quesos no grasos: Burgos, Villalón.	Quesos extragrasos. Quesos duros y fermentados (holandés, cabrales, manchego...).
Grasas	Aceite de semillas: girasol, oliva. Mantequilla y margarina sin sal.	Mantequilla con sal.
Miscelánea	Agua	Agua mineral

débilmente mineralizada. Zumos naturales. Licores*, gaseosas*, vinos de mesa*. Bebidas refrescantes azucaradas (tipo cola, naranja, limón).	con gas, soda. Bebidas alcohólicas. Todos los condimentos con sal en su composición. Cubitos de caldo, aderezos comerciales. Bicarbonato sódico. Mayonesa, kepchup. Aditivos y conservantes con sodio.
* Consumir con moderación. ** No debe utilizarse sal de mesa, de cocina, sal yodada, ni sales dietéticas en la elaboración de los platos.	

Especias y condimentos sustitutivos de la sal (pueden utilizarse en las dietas sin sal)
<ul><li>**Plantas olorosas:** Tomillo, romero y salvia.</li><li>**Hierbas aromáticas:**<ul><li>Albahaca, laurel, hinojo, mejorana, anís, anís estrellado, menta,</li><li>Mostaza, estragón, hierbaluisa, ajedrea, cardomono, hierbabuena, melisa, orégano, vainilla…</li></ul></li><li>**Condimentos:**<ul><li>Azafrán, bergamota, caléndula, canela, cilantro, comino, eneldo, cúrcuma, jengibre...</li><li>Finas hierbas (compuesto de perejil, perifollo, estragón, cebollino picados finamente), hinojo, limón, mejorana, pimentón.</li></ul></li><li>**Aliáceos:** cebolla, cebollino, cebolletas, ajo, escalonias, puerros...</li><li>**Acidos:** vinagre, limón…</li></ul>

Aditivos con sal (sodio) (y relación de los alimentos que pueden contener el aditivo)

Nombre del aditivo	Alimentos que pueden contenerlo
Fosfato disódico	Cereales, quesos, mantequillados, bebidas embotelladas.
Glutamato monosódico (GMS)	Productos para incrementar el sabor, carnes, condimentos, pepinillos, sopas dulces, artículos de repostería.
Alginato sódico	Mantequillados, batidos de chocolate.
Benzoato sódico	Zumos de frutas envasadas.
Hidróxido de sodio	Productos con coco, guisantes en lata.
Propionato de sodio	Panes.
Sulfito de sodio	Frutas secas, preparados de verdura para sopa, ensalada.
Pectinato de sodio	Jarabes y recubrimientos para pasteles, mantequillado, sorbetes, aderezos para ensaladas, compotas y jaleas.
Caseinato de sodio	Mantequillados y otros productos congelados.
Bicarbonato de sodio	Levadura, sopa de tomate, harina, sorbetes, confituras.

CANTIDAD DE CLORURO SODICO POR ALIMENTO

ALIMENTOS POBRES EN SODIO	
Alimentos	**Contenido en sodio (gr/100 gr de producto)**
Zanahorias	37
Remolacha	31
Calabacín	30
Calabaza	30
Tomate	29
Pimiento	27
Pepino	25
Berenjena	20
Maíz	15
Miel	14
Mermelada	16

Azúcar	12
Pan blanco	0
Flan	120
Cuajada	100
Yogur desnatado	92
Leche	90
Yogur natural	90
Nata	77
Melón	18
Aceitunas	15
Mandarina	14,5
Pomelo	14
Mango	13
Piña	11
Manzana	11
Limón	10

Granada	10
Sandía	3
Ostras	171
Caviar	176
Bacalao	157
Cangrejo	160
Salchichón	116
Bacón	108
Jamón York	92

EQUIVALENCIAS Y MEDIDAS

Equivalencias

1/4 de litro = 20 cucharadas soperas = 1 tazón
1/4 de litro = 20 cucharadas soperas = 1 tazón
1/8 de litro = 10 cucharadas soperas = 1 taza sin llenar
1 dl = 8 cucharadas soperas
1'5 cl = 1 cucharada

Un vaso de agua y un tazón de desayuno llenos hasta los bordes, tienen 1/4 litro de capacidad.

TEMPERATURA DEL HORNO

Hoy todos los hornos tienen la temperatura controlada y un indicador para conocerla. La mayoría de las recetas determinan a cuántos grados se debe poner el horno, pero en ocasiones se habla de "suave", "muy suave", etc. Esta es la terminología:

Muy suave   130-140 C
Suave   150-160 C
Moderado   170-180 C
Fuerte   190-200 C

CAPITULO IV

RECETAS SABROSAS BAJAS EN SODIO

PRIMEROS PLATOS

ALUBIAS EN ENSALADA

Ingredientes para 4 personas

400 g de judías blancas cocidas al natural
1 lechuga
2 tomates
1 cebolla
2 pepinos pequeños
1 pimiento verde
2 dientes de ajo picaditos
3 cucharadas de aceite de oliva
1 cucharada de vinagre
 Perejil picado.
Cominos

Preparación

Picamos en dados pequeños los tomates, los pepinos previamente pelados y el pimiento verde. La cebolla también se pica, pero muy fina.
Mezclamos todos los ingredientes y los aliñamos con aceite, ajo y vinagre. Lo dejamos reposar, al menos 1 hora, para que se mezclen bien los sabores

y que las verduras suelten su jugo. Pasado este tiempo echamos las judías bien escurridas, mezclamos todo bien de nuevo y lo vertemos en una ensaladera de cristal forrada con hojas de lechuga. Se deja en el frigorífico hasta el momento de servirlo.

ARROZ CHINO

Ingredientes para 4 personas

350 g de arroz blanco cocido, frío y sin sal
50 gramos de guisantes
100 g de jamón dulce
100 g de pechuga de pollo
1/4 de judías verdes
1 tallo de cebollino picado
1/2 zanahoria en tiritas delgadas
1/2 cebolla pequeña picada
2 dientes de ajo majados
1 trozo de jengibre
Aceite vegetal

Preparación

Para preparar el arroz se utiliza una sartén. Primero se coloca un poquito de aceite, se aplastan los ajos y colocan en el aceite; también se agrega el jengibre y se mueve bien para que suelte el sabor. Posteriormente se sacan los ajos y el jengibre.

Agregamos el jamón dulce, la cebolla, los guisantes y el cebollino.

Agregamos la zanahoria, el pimiento dulce, y el pollo (ya cocinado sin sal), y lo mezclamos todo bien. Añadimos la pimienta negra y removemos.

Agregamos el consomé de pollo y en último lugar el arroz y lo dejamos cocer hasta que esté en su punto.

ARROZ EXÓTICO

Ingredientes para 4 personas

3 cucharadas de mantequilla
1 cebolla,
1 diente de ajo
100 g de salchichas sin sal
250 g de arroz
6 tazas de caldo sin sal
50 g de uvas pasas
Pimienta
1 lechuga pequeña

Preparación

Doramos en la mantequilla la cebolla rallada y el ajo picado. Agregamos la salchicha sin la tripa, ya desmenuzada, y la dejamos que se dore. Incorporamos la lechuga lavada y cortada en juliana, dejándola que se rehogue unos segundos y agregamos el arroz.

Removemos todo bien, lo cubrimos con el caldo y lo condimentamos con pimienta según el gusto.

Mientras cuece agregamos más caldo si es necesario, hasta que el arroz esté a punto.

Unos minutos antes de completar la cocción agregamos las uvas pasas previamente remojadas.

CHAMPIÑONES MARINADOS

Ingredientes para 4 personas

1 kilo de champiñones frescos
50 cl de aceite de oliva
1 cabeza de ajo machacada
25 cl de vinagre
1 cebolla
1 ramito de hierbas frescas
1 cucharada de pimienta en granos

Se lavan los champiñones cuidando de no romperlos ni golpearlos. En una cacerola hervimos 5 litros de agua con el vinagre, y el ramito de hierbas. Cuando rompe el hervor, agregamos la mitad de la pimienta. En plena ebullición, echamos los champiñones, la cabeza de ajo machacada y la cebolla pelada pero sin cortar.

Cuando rompe el hervor de nuevo, apagamos el fuego, retiramos los champiñones, la cebolla, y el ajo y los colocamos en un frasco de vidrio de boca ancha previamente esterilizado.

Echamos en el frasco el aceite y el resto de la pimienta, lo tapamos herméticamente y lo guardamos en un lugar oscuro lejos del calor. Se mantienen así una semana antes de empezar a consumirlos.

Este plato se puede preparar en cantidades mayores, ya que permite su almacenamiento fácilmente.

CREMA DE APIO

Ingredientes para 4 personas

250 g de apio
1 cucharada de mantequilla
Pimienta
250 cc de leche
1 cucharadita de perejil picado
100 cc de crema de leche

Preparación

Separamos el apio en ramas, desechando la parte de las hojas, retiramos los filamentos y lo lavamos bien. Lo cortamos en trocitos y lo ponemos en un bol junto con la mantequilla y la pimienta.

Cubrimos con agua y cocinamos durante 8 minutos al 100% de potencia; removemos a mitad de tiempo y completamos la cocción.

Agregamos la leche y batimos hasta obtener una textura lisa y homogénea.

Disponemos la mezcla en un bol, agregamos la crema y el perejil.

Cocinamos 1 minuto más destapado al 100% de potencia.

Se sirve espolvoreándolo con un poco más de perejil.
Este plato permite dejarlo preparado, pero si no se hubiera hecho, es rápido de preparar.

CREMA DE CALABACINES

Ingredientes para 4 personas

½ kilo de calabacines
1 cebolla mediana
3 cucharadas de mantequilla
1 litro de caldo sin sal
1 diente de ajo
Pimienta y perejil picado

Preparación

La mantequilla, puesta en un cuenco de tamaño adecuado, se introduce en el horno microondas durante un minuto para que se derrita.
Después se agrega la cebolla y el ajo picados muy finos, se sazona y se mete otra vez en el horno con el recipiente tapado con plástico transparente, por espacio de cuatro minutos al 100% de potencia.
Transcurrido este tiempo, se añaden los calabacines cortados a rodajas finas y se sigue cocinando otros diez minutos sin variar la potencia.
Por último, se le pone un poco de pimienta recién molida, se echa el caldo hirviendo y se termina de cocer otros seis minutos en el microondas.

Se pasa todo por la batidora y, antes de servir, se espolvorea con perejil.

CREMA DE CHAMPIÑONES

Ingredientes para 4 personas

1 kilo de champiñones
1 cebolla
2 dientes de ajo
25 g de mantequilla
1 litro de caldo sin sal
2 cucharadas de harina
3 cucharadas de nata líquida
Perejil picado

Preparación

La mantequilla, puesta en un recipiente amplio, se introduce en el horno microondas hasta que se funda.

Después se saca y se rehoga con la harina, la cebolla y el ajo finamente picados. Vamos removiendo con una cuchara de madera, agregamos poco a poco el caldo hirviendo, y se incorporan los champiñones muy picados.

El recipiente se tapa con plástico transparente y se mete al horno microondas, conectado a la máxima potencia, por espacio de seis o siete minutos, o hasta que los champiñones queden bien tiernos.

Por último, se pasa por la batidora y, en el mismo momento de servir, se añade la nata y el perejil picado.

ENSALADA RÁPIDA DE VEGETALES

Ingredientes para 4 personas

Una berenjena,
Un pimiento rojo grande,
Un pimiento verde,
Una cebolla grande.

Preparación

Cortamos la berenjena en 4 trozos, y la ponemos sobre una fuente. Cortamos los pimientos en tiras de unos 2 cm de grosor, y los colocamos sobre la berenjena. Cortamos la cebolla en láminas finas y la colocamos sobre lo anterior.
Lo tapamos con un plástico y lo ponemos en el microondas, de 20 a 30 minutos a máxima potencia (el tiempo depende de la cantidad de los ingredientes y de la potencia del horno).
Se dejar enfriar en la nevera y se aliña con aceite de oliva y unas gotas de vinagre.

ENSALADA TIBIA DE ALUBIAS (Frijoles)

Ingredientes para 6 personas

300 g de alubias
1 1/2 litro de agua

1 cebolla morada
1 tallo de apio
2 tomates de bola
1 diente de ajo
1/2 de un vaso de aceite de oliva
7 cucharadas de vinagre
1 cucharada de orégano seco
 Pimienta al gusto

Preparación

En una olla a presión cocemos las judías, sólo con agua. Cortamos todas las verduras muy finas, y las mezclamos con el aceite, el vinagre, y pimienta.
Escurrimos las judías, las revolvemos con la mezcla anterior y las dejamos reposar durante 2 horas.
Pasado este tiempo se calienta durante 10 minutos a 120° C y se sirve tibia.

GAZPACHO RÁPIDO

Ingredientes para 6 personas

450 g de tomates grandes maduros
1 cebolla grande
2 dientes de ajo
1 pimiento verde
1 pimiento rojo
½ pepino
2 rebanadas de pan
3 cucharadas de aceite de oliva

3 cucharadas de vinagre
300 ml de zumo de tomate
300 ml de agua
Pimienta negra al gusto

Preparación

Pelamos los tomates, vaciando el centro y picándolos. Se cortan la cebolla y el ajo muy menuditos, y después cortamos los pimientos en cuadraditos. Se retira la corteza del pan y la cortamos en cubos.
Se ponen todos los ingredientes en un recipiente grande, reservando parte de cada hortaliza cortada, para servirla aparte. Pasamos por la batidora y condimentamos, dejándolo en reposo una noche para mejorar el sabor. Se toma muy frío, adornándolo con trocitos de cebolla, tomate, pimiento, pepino y pan frito, o sirviéndolos en cuencos aparte, para que cada uno se ponga los ingredientes deseados.

GUISANTES SUAVES

Ingredientes para 4 personas

1 lata de guisantes
1 cebolla
3 tomates
2 zanahorias
2 dientes de ajo
2 tazas de agua

8 hojas de lechuga

Preparación

Colocamos en una olla la cebolla cortada muy fina, los tomates pelados y picados, las zanahorias ralladas, los ajos picados, añadiendo agua. Ponemos la olla a fuego lento y lo cocinamos durante 20 minutos.

Agregamos los guisantes y la lechuga cortada en juliana.

Dejar cocinar durante 10 minutos más y servimos, si es que lo vamos a utilizar en el momento, sino, se deja tapado hasta el momento de utilizarlo.

PATATAS CON CABEZA DE MERLUZA

Ingredientes para 6 personas

1 cabeza grande de merluza
2 k de patatas
400 g de guisantes desgranados
2 zanahorias
2 dientes de ajo
1 cebolla
2 clavos de especia
Azafrán
1 hoja de laurel y aceite

Preparación

Hacemos un caldo corto con ¾ l de agua, la cabeza de la merluza bien lavada para eliminar la sal, las zanahorias peladas y cortadas en rodajas, la cebolla entera con los clavos pinchados en ella y el laurel. Esto se deja cocer durante 15 minutos. Pasado este tiempo se cuela y se reserva.

Se separan con cuidado los trocitos de merluza de la cabeza y se reservan con las rodajas de zanahoria.

En una cazuela con un poco de aceite se doran los ajos -una vez pelados y picados-, se añaden unas hebras de azafrán y las patatas troceadas en dados. Se rehoga todo durante unos minutos, añadimos los guisantes y cubrimos todo con el caldo de pescado. Se tapa la cazuela dejándolo cocer a fuego lento. Si fuera necesario, se puede añadir un poco más de agua.

Cuando las patatas están casi tiernas, se añade los trocitos de merluza desmenuzados y la zanahoria.

PATATAS CON PUERROS

Ingredientes para 4 personas

1 k de patatas
1 cucharada de harina
½ litro de leche
50 g de mantequilla
1 cebolla
3 puerros

Nuez moscada en polvo
Tomillo y pimienta

Preparación

Se pelan y cortan en rodajas las patatas y a continuación cortamos en pequeños trozos la cebolla y los puerros.

Hervimos agua en una cacerola y cocemos las patatas durante 5 minutos; las retiramos y las escurrimos.

Hervimos la leche en un cazo y la mantenemos caliente.

En una cazuela derretimos la mantequilla y en ella cocemos ligeramente la cebolla y los puerros, y los espolvoreamos con la harina, removiéndolo durante 5 minutos.

Se vierte la leche hirviendo, a la vez que removemos con un batidor de alambre. Incorporamos las patatas y lo dejamos cocer durante 15 minutos, removiendo de vez en cuando.

Untamos con mantequilla una fuente refractaria, y colocamos en ella la preparación anterior. Alisamos la superficie y lo gratinamos con el horno muy caliente.

Este plato lo podemos dejar preparado y gratinarlo en el momento en que vayamos a utilizarlo.

POTE DE VACA

Ingredientes para 4 personas

400 g de carne fresca de vaca en trozos
1 cebolla
1 col blanca
200 g de judías verdes
250 g de patatas
2 zanahorias
Tomillo en polvo
Pimienta

Preparación

Pelamos y lavamos las patatas y la cebolla, y las cortamos en trozos. A continuación raspamos y lavamos las zanahorias y las cortamos en rodajas.

Lavamos y cortamos en cuartos la col, quitándole la parte central que siempre queda dura y hacemos lo mismo con las judías verdes cortándolas en cuatro.

Calentamos agua en una olla y añadimos la col, las patatas, la carne de vaca, las zanahorias y las judías. Lo condimentamos con una pizca de tomillo y pimienta, tapamos la olla y lo dejamos cocer a fuego moderado durante 2 horas.

Una vez frío lo podemos dividir en raciones y congelarlas.

PURÉ CON ESPECIAS

Ingredientes para 4 personas

1 kilo de patatas
4 cucharadas de margarina
¾ de un vaso de Leche
Pimienta
Cúrcuma y jengibre

Preparación

En una olla con agua hirviendo se ponen a cocer las patatas peladas y cortadas en mitades, agregando la cúrcuma para resaltar el color amarillo de las patatas.

Una vez cocidas las pasamos por el pasapurés y agregamos la mantequilla, la leche tibia y si lo desea un poquito de crema. Se condimenta con nuez moscada, jenjibre y pimienta. Se puede dejar hecho y sólo calentarlo en el momento de servirlo.

SOPA DE CEBOLLA

Ingredientes para 4 personas

500 g de cebollas
30 g de mantequilla
Una cucharada de harina
4 rebanadas de pan
6 cucharadas de aceite
Una pastilla de caldo sin sal

Pimienta

Preparación

Calentamos 1 litro de agua en un cazo y disolvemos allí la pastilla de caldo sin sal.
Pelamos las cebollas, las lavamos, las cortamos en rodajas y las separamos en aros.
Derretimos la mantequilla en una cazuela y doramos las cebollas, espolvoreándolas con la cucharada de harina. Vertemos el caldo, salpimentamos y lo dejamos hervir durante 30 minutos.
Calentamos el aceite en una sartén y freímos las rebanadas de pan. Lo retiramos del fuego y las añadimos al cazo.

SOPA FRÍA DE TOMATE

Ingredientes para 4 personas

½ litro de caldo de ave sin sal
4 tomates rojos, pelados y picados menudos
½ pepino, pelado y picado menudo
1 cebolla pequeña, pelada y picada menuda
2 cucharadas de vinagre
1 cucharadita de mostaza
Pimienta blanca al gusto

Preparación

Ponemos el caldo sin sal en una sopera, añadimos los tomates, el pepino, la cebolla, el vinagre, la pimienta, la mostaza y se remueve bien. Se mete en la nevera hasta el momento en que la vayamos a servir.

SOPA DE LENTEJAS

Ingredientes para 4 personas

1 diente de ajo
2 cebollas
250 g de lentejas
400 g de patatas
4 rebanadas de pan
6 cucharadas de aceite
Una rama de perejil
Tomillo en polvo
Pimienta

Preparación

La noche anterior ponemos en remojo las lentejas. En el momento de prepararlo, pelamos, lavamos y cortamos en trozos las patatas, picamos finamente el perejil, las cebollas y el ajo.
Calentamos 2 cucharadas de aceite en una sartén, y freímos las rebanadas de pan cortadas en dados. Los retiramos y reservamos.

En una cacerola echamos las patatas, las lentejas, el ajo, la cebolla, una pizca de tomillo y el resto del aceite. Lo cubrimos con agua, echamos la pimienta y lo dejamos hervir durante 2 horas.

Retiramos del fuego y lo pasamos por el pasapurés. En el momento de servirlo se espolvorea de perejil y se añaden los dados de pan frito.

SOUFFLÉ DE VEGETALES

Ingredientes para 4 personas

1 zanahoria grande
150 g de judías verdes
150 g de guisantes
¾ de taza de leche
2 huevos
1 yema
½ cucharada de nuez moscada
Pimienta al gusto
Aceite para el molde

Preparación

Picamos la zanahoria y las judías verdes en trozos pequeños y los mezclamos con los guisantes.

Batimos los huevos con la leche y la yema, sazonamos con pimienta y la nuez moscada, y lo ponemos junto con las verduras en un molde engrasado de 16 cm de diámetro.

Se tapa el molde y se cocina durante 20 minutos. Se deja enfriar y se sirve con una salsa vinagreta.

SEGUNDOS PLATOS

ALBÓNDIGAS DE MERLUZA

Ingredientes para 4 personas

500 g de merluza desalada
2 dientes de ajo
1 huevo
10 avellanas tostadas y peladas
Pan rallado
Azafrán
Pimienta en polvo
Perejil
Harina
Un poco de vino blanco y laurel

Preparación

Cocemos muy lentamente la merluza con el laurel. Una vez cocida se limpia de pieles y espinas y se desmenuza, le añadimos dos cucharadas de miga de pan, un poco de leche, el huevo y el perejil picado. Mezclamos todo bien y lo dejamos reposar, formamos las albóndigas, las pasamos por harina y freímos.

Machacamos los ajos, las avellanas y el azafrán y lo mojamos con el vino blanco y el agua.

Ponemos 6 cucharadas de aceite en una cazuela de barro. Cuando empieza a humear, añadir el majado que hemos preparado y si fuera necesario añadiríamos un poco más de agua. Tapamos la cazuela y lo dejamos cocer unos minutos; por último añadimos las albóndigas y las dejamos cocer 15 minutos más.

Se deja enfriar y se conserva en el frigorífico o en raciones individualizadas en el congelador.

ATÚN CON TOMATE

Ingredientes para 4 personas

¾ de kilo de atún cortado en cuatro trozos
500 g de tomate natural triturado
Diez cucharadas de aceite
Dos cucharadas de aceite
Dos cucharadas de harina
Dos dientes de ajo
Un limón
1 hoja de laurel
Perejil y orégano

Preparación

Se corta el atún en trozos iguales, se echa el jugo de limón y se pasa por harina. Se fríe en el aceite y se va colocando en una cazuela de barro.

Del aceite en el que hemos frito el atún retiramos una parte y en la otra freímos el tomate añadiéndole la hoja de laurel, el orégano y un poco de azúcar. Se deja cocer hasta que se reduce.

Con esta salsa se cubre el atún, además de espolvorearlo con ajo y perejil, introduciéndose en el horno a una temperatura suave durante quince minutos más.

CALAMARES RELLENOS

Ingredientes para cuatro personas

8 calamares medianos
200 g de carne magra de vaca
2 huevos duros
1 diente de ajo

Para la salsa
300 g de chipirones
1 vaso de vino blanco seco
1/2 litro de agua
Perejil.
20 g de harina
Aceite de oliva
Pimienta

Preparación

Se limpian bien los calamares y los chipirones por separado. Freímos los chipirones en 1/2 dl de aceite y añadimos la cebolla picada; cuando está bien dorada añadimos el vino blanco y lo dejamos cocer hasta que se reduzca a la mitad. Echamos el agua y lo mantenemos cociendo 30 minutos más, se retira del fuego, se deja enfriar y se pasa por el pasapurés. Aparte picamos y freímos las patas de los calamares, la carne, los huevos duros, el ajo y el perejil. Espolvoreamos con la pimienta, removemos todo y rellenamos los calamares con esta mezcla.

Enharinamos ligeramente los calamares, los freímos, los añadimos a la salsa anterior y lo dejamos cocer todo junto durante unos minutos.

Después se retira del fuego, se deja enfriar y se conserva en el frigorífico.

CORDERO CON ALCACHOFAS FRITAS

Ingredientes para 4 personas

Una pierna de cordero deshuesada
6 cebollitas francesas
½ vaso de vino blanco
½ vaso de agua
Mantequilla y unas gotas de vinagre

Para la guarnición
Alcachofas
Harina
Huevo
Estragón y orégano

Preparación

Se compra una pierna de cordero deshuesada, se ata y se pone en una fuente de horno con las cebollitas partidas, espolvoreando el estragón y el orégano por encima y se unta con mantequilla.

Se asa poniendo el fuego lento al principio, se rocía con vino blanco y se sube el fuego.

Una vez dorada una parte se le da la vuelta y se riega con su propio jugo. Se añade ½ vaso de agua caliente y una gotas de vinagre. Una vez terminado el asado se cuela el jugo y se le echa por encima.

Mientras tanto, limpiamos bien las alcachofas y las ponemos a cocer en agua y zumo de limón para que no ennegrezcan. Una vez cocidas se rebozan en harina y huevo y se fríen. Se colocan como guarnición alrededor de la pierna cortada en filetes.

CORDERO AL CURRY

Ingredientes para 4 personas

1 pierna de cordero deshuesada y cortada en trozos
70 g de mantequilla
4 cucharadas de leche evaporada
2 cucharadas de aceite
½ l de caldo
1 cebolla mediana
1 manzana
1 cucharada de concentrado de tomate
1 cucharada de harina
Cúrcuma y jengibre

El zumo de medio limón
Pimienta

Preparación

Preparamos el caldo con una pastilla de concentrado de carne sin sal. Sazonamos la carne con pimienta y la doramos con aceite y mantequilla; se retira y se reserva. En la grasa que haya quedado se rehoga la cebolla muy picada, y la manzana pelada y cortada en finas tiras. Cuando empieza a tomar color se añade la carne, el caldo, el jengibre y el concentrado de tomate.

Se deja cocer a fuego suave, unos quince minutos, a continuación se añade la harina mezclada con la cúrcuma disuelta en un poco de agua, se mezcla bien y se deja cocer otros 30 minutos más. Pasado este tiempo se añade la leche evaporada y el zumo de limón.

Se deja enfriar y se conserva hasta el momento de utilizarlo.

CORDERO AL CHILINDRÓN

Ingredientes para 4 personas

1 kilo de cordero lechal cortado en trozos
3 pimientos
1 cebolla
1 k de tomates maduros
3 dientes de ajo
¼ l de vino blando

150 g de mantequilla
1 latita de pimientos morrones
1 cucharada de mantequilla
1 cucharada de harina
Azafrán y perejil

Preparación

Condimentamos el cordero y lo rehogamos en una cazuela con la mantequilla. Cuando está dorado se saca y se reserva. En la grasa sobrante se fríe la cebolla finamente picada y los dientes de ajo majados en el mortero junto con el azafrán. A continuación se añaden los pimientos, los tomates pelados y sin pepitas y el vino blanco. Todo ello se dejar cocer durante 10 minutos; pasado este tiempo se añade el cordero y se deja cocer durante 30 minutos más.

Cuando la carne esté tierna la colocamos en una fuente y pasamos la salsa por el pasapurés; si hubiera quedado muy líquida se liga con un poquito de mantequilla y harina. Se cubre la carne con esta salsa y se sirve.

CORDERO CON VERDURAS

Ingredientes para 4 personas

800 g de cordero de pecho y paleta
Una cucharada de mantequilla
Media cebolla
Un diente de ajo.

Dos cucharadas de puré de tomate
Un vasito de vino blanco
Perejil, laurel y tomillo
250 g de cebollitas
1 bote de guisantes
150 g de habas
2 zanahorias
¼ de judías verdes
1 k de patatas

Preparación

Quitamos la grasa del cordero, lo cortamos en dados gruesos y sazonamos con la pimienta blanca.
En una cazuela ponemos la mantequilla y salteamos el cordero. Lo vamos retirando y reservando caliente. Añadimos a la grasa de la cazuela el vino blanco y hervimos hasta que se reduzca.
Ponemos en la cazuela el diente de ajo, lo dejamos dorar y añadimos la cebolla bien picada. Cuando empieza a dorarse añadimos el cordero.
Lo cubrimos con agua hasta media altura, añadimos el puré de tomate, el perejil, el laurel y el tomillo.
A media cocción añadimos el resto de las verduras cortadas en jardinera o torneadas y hervimos hasta completar la cocción.
Se deja enfriar y se conserva en el frigorífico.

FILETES DE GALLO CON SALSA HOLANDESA

Ingredientes para 6 personas

1 k y ½ de gallos en filetes
1 k de tomates
¼ de champiñones
3 yemas de huevo
1 cucharada de maicena
1 vasito de leche
50 g de mantequilla

Para el caldo
½ litro de agua
1 cebolla
1 zanahoria
Unos granos de pimienta
Las cabezas y espinas de los gallos

Preparación

Derretimos la mantequilla en un cazo y agregamos los tomates sin piel y sin pepitas; dejamos cocer unos minutos. Añadimos los champiñones pelados y cortados en láminas, rehogamos todo y lo vertemos sobre una fuente de horno.
Mientras, preparamos un caldo con todos los ingredientes dejándolo cocer durante 20 minutos, después se cuela y se reserva.
Hacemos un rollo con cada uno de los filetes y los colocamos en una fuente de horno; los cubrimos

con el caldo y los introducimos en el horno fuerte durante 8 minutos.

Sacamos el pescado del caldo y lo agregamos a la fuente con el tomate y los champiñones.

Calentamos el caldo, le añadimos las yemas batidas con la leche y la maicena, y removemos hasta que espese.

Se retira del fuego y se añade el resto de la mantequilla. Cubrimos con esta salsa el pescado y lo gratinamos durante 6 minutos.

De este plato se puede dejar preparado el caldo y la salsa de tomate con los champiñones, y en el momento de hacerlo sólo quedaría preparar los gallos, ya que se sirve inmediatamente.

FILETES DE TERNERA RELLENOS

Ingredientes para seis personas

12 filetes de ternera cortados delgados
1/2 k de zanahorias
12 salchichas de pavo
2 latas de pimiento morrón
3 huevos duros
1 bote pequeño de aceitunas negras
½ vaso de caldo sin sal

Preparación

Freímos ligeramente las salchichas de pavo y mientras tanto aplanamos al máximo los filetes de carne. En cada filete extendido colocamos en el centro una salchicha, un bastoncito de zanahoria, una tira de pimiento morrón, un cuarto de huevo duro y tres aceitunas negras. Lo enrollamos bien y los cerramos con un palillo, Se enharinan uno a uno y se fríen hasta que estén dorados. Se van colocando en una cazuela a la que añadimos ½ vaso de caldo de carne sin sal, dejándolos cocer hasta que estén tiernos. Pueden acompañarse con judías, zanahorias y cebollitas cocidas.

GALLINA CREMOSA

Ingredientes para cuatro personas

400 g de gallina cocida y desmenuzada
50 g de mantequilla
3 cucharadas de harina
Dos tazas de leche
Una pizca de pimienta
Una yema
Dos cucharadas de aceite
Media cebolla picada
Un ajo
Una cucharada de perejil picado
Dos huevos duros

Preparación

Se prepara una salsa blanca con la mantequilla, la harina, la leche y pimienta, a la que le añadimos la yema de huevo.
En una cacerola aparte salteamos la cebolla y el perejil picados, en un poco de aceite, a lo que

añadimos la gallina cocida y desmenuzada. Condimentamos con la pimienta. Agregamos esta preparación a la salsa blanca y lo dejamos cocer durante unos minutos todo junto.

En el momento de servirlos se espolvorea con perejil picado y se decora con los huevos duros.

Podemos hacer un plato único mezclándolo con arroz blanco.

LENGUA ESTOFADA

Ingredientes para 6 personas

Una lengua de ternera
Una zanahoria
Una cebolla
Un diente de ajo
Perejil picado
Un vaso de vino blanco
Agua y pimienta

Hervimos la lengua durante diez minutos en agua. La retiramos del fuego, la dejamos enfriar un poco para no quemarnos, y la pelamos.

La colocamos en una cazuela, con la zanahoria cortada en rodajas, la cebolla y el diente de ajo picado, el perejil y el vino blanco.

Agregamos agua hasta cubrirla y la pimienta; la dejamos cocer durante dos horas.

Se retira del fuego y se deja enfriar. Una vez fría se corta en rodajas y se baña con la salsa pasada por el pasapurés.

LOMO DE CERDO AL LIMÓN

Ingredientes para 4 personas

1 k de lomo de cerdo
8 bulbos de hinojo
4 limones
1 cebolla
2 tomates
8 dientes de ajo
2 cucharadas de café de hinojo en grano
1 cucharada de café de vinagre de vino
2 cucharadas soperas de azúcar
1/2 vaso grande de vino blanco seco
2 cucharadas soperas de aceite de oliva
Pimienta

Preparación

Un día antes, se pelan los dientes de ajo y se parten en sentido longitudinal. Se cortan 2 limones en rodajas de 2,5 cm de espesor y se realizan varios cortes en la parte superior del lomo, colocando un ajo y una rodaja de limón en cada uno. Se añade pimienta por encima, se espolvorea con la mitad del hinojo en grano, se envuelve en papel transparente y se mete en la nevera hasta el día siguiente.
Pelamos la parte más dura y exterior de los hinojos, los lavamos, los picamos y los reservamos. Mientras hacemos esto, ponemos a calentar el

horno a 180°. En una fuente colocamos el lomo poniendo alrededor el ajo sobrante, la cebolla picada, los tomates sin pepitas y pelados, el hinojo en grano y las hojas de hinojo picadas. Añadimos el azúcar, el vinagre, el zumo de los 2 limones sobrantes y el vino blanco, y lo asamos tapado durante 45 minutos. Colamos el jugo de la cocción, lo dejamos enfriar y lo dejamos preparado en el frigorífico para ir cortando el lomo cuando vayamos a utilizarlo.

MOUSE DE PESCADO

Ingredientes para 4 personas

Tres cuarto kilo de pescado hervido (merluza, etc.)
1 taza y media de leche
4 cucharadas y media de fécula de maíz
1 cucharada de aceite
1 cucharadita de orégano
1 cucharada de perejil picado
2 sobres de gelatina sin sabor
Un tercio de taza de agua caliente
2 claras

Preparación

Desmenuzamos bien el pescado cocido y lo mezclamos con una salsa blanca preparada con la leche, fécula de maíz y el aceite. Condimentamos con el orégano y el perejil. Después añadimos la gelatina previamente disuelta en agua caliente y mezclamos todo bien.

Por último, incorporamos las claras batidas a punto de nieve, lo mezclamos de nuevo y lo colocamos en un molde redondo, previamente mojado y escurrido. Se mete en el congelador durante 4 horas como mínimo. En el momento de utilizarlo se sumerge unos segundos en agua caliente para ayudar a desmoldarlo. Se sirve adornado con huevos duros rallados.

POLLO AGRIDULCE

Ingredientes para 4 personas

1 pollo entero
2 cucharadas de mantequilla
3 cucharadas de azúcar
4 cucharadas de vinagre
2 cucharadas de mostaza
4 cucharadas de coñac
Pimienta

Preparación

Condimentamos el pollo la pimienta, y lo colocamos en una fuente de horno. Mientras calentamos el horno preparamos una salsa con la mantequilla, el azúcar, el vinagre, la mostaza y el coñac.

Metemos la fuente con el pollo en el horno y lo vamos rociando con la mezcla, ya preparada, durante la cocción que durará unos 60 minutos.

POLLO CON MANZANAS A LA CERVEZA

Ingredientes para 4 personas

1 pollo cortado en trozos
2 cebollas
2 cucharadas de mantequilla
Una pizca de tomillo
Medio kilo de manzanas
3 vasos de cerveza

Preparación

Pelamos y cortamos en rodajas finas las cebollas y las salteamos en la mantequilla a la vez que las condimentamos la pimienta.
En una olla aparte salteamos los trozos de pollo. Una vez dorados agregamos las cebollas con todo su jugo, la pizca de tomillo y las manzanas peladas y cortadas en rodajas finas.
Cubrimos todo con la cerveza y lo dejamos cocinar durante una hora aproximadamente, tratando de remover el fondo para que no se pegue.
Este es un plato muy fácil de hacer y que podemos dejar preparado con varios días de antelación.

RIÑONES ESTOFADOS

Ingredientes para 4 personas

2 riñones
Vinagre
3 cucharadas de aceite
1 cebolla, 1 zanahoria
1 tomate
Media taza de vino blanco
1 cucharada de harina
¼ de taza de caldo sin sal

Preparación

Se lavan bien los riñones, sumergiéndolos en agua y vinagre. Luego se escurren, se desgrasan, se quitan los nervios y se cortan en cuadritos.

En una olla ponemos el aceite y en ella salteamos los riñones, agregamos la cebolla picada y la zanahoria, ya cocida, y cortada en trocitos, también se añade la pimienta y se rocía todo con vino blanco.

Cocinamos a fuego suave durante 15 minutos y agregamos la harina previamente disuelta en el caldo, dejándolo en el fuego unos minutos más.

Se deja enfriar y se guarda en el frigorífico hasta el momento de su uso, en el que lo podemos acompañar de un arroz blanco.

TARTA DE POLLO AL MORRÓN

Ingredientes para 6 personas

Para la masa
2 tazas de harina
100 gramos de mantequilla
2 yemas y 3 ó 4 cucharadas de agua fría

Para el relleno
2 tazas de pollo cocido y desmenuzado
1 ajete verde y 1 pimiento morrón
2 huevos
Pimienta
Media taza de nata líquida
Orégano

Preparación

Preparamos la masa mezclando la harina desmenuzando en ella la mantequilla. Le añadimos las yemas y el agua, y amasamos hasta formar una masa tierna, fácil de estirar.

Estiramos la masa y forramos con ella un molde desmontable untado en mantequilla. Lo rellenamos con el pollo cocido y desmenuzado, y picamos sobre él el ajete y el pimiento morrón cortado en tiras.

Aparte batimos los huevos con la pimienta y el orégano y los mezclamos con la nata. Lo vertemos sobre el relleno y lo metemos a horno moderado durante 45 minutos aproximadamente.

CENAS RÁPIDAS

HUEVOS RELLENOS DE SALMÓN

Ingredientes

6 huevos
1 latita de salmón de 100 g
25 g de mantequilla
2 cucharadas de nata
2 cucharadas de zumo de limón
Pimienta

Preparación

Cocemos los huevos durante 10 minutos en agua con unas gotas de vinagre, los dejamos enfriar o los ponemos bajo el grifo de agua fría para que se enfríen antes, los pelamos y cortamos por la mitad en sentido longitudinal. Se bate la mantequilla hasta que resulte cremosa, y se mezcla con el salmón escurrido y picado, hasta conseguir una pasta homogénea. Se incorpora la nata y el zumo de limón, y se espolvorea con la pimienta. Se retiran las yemas de los huevos y se rellenan los huecos con la preparación de salmón. Aprovechamos una parte de las yemas, bien picadita para adornar un poco la superficie superior, y conservamos el resto para otro plato.

HUEVOS REVUELTOS

Ingredientes

2 huevos por persona
Mantequilla
Pimienta

Preparación

Abra los huevos en un recipiente, bátalos muy poco
con el tenedor, apenas lo justo para mezclar las
claras y las yemas, añada un chorrito de nata y
sazone. Caliente la mantequilla en una sartén
(aproximadamente una cucharadita cada dos
huevos) y cuando comience a derretirse eche los
huevos encima, removiendo con una cuchara de
madera y dejando cuajar a fuego lento. Se
remueven continuamente, sin dejar de hacerlo ni un
instante, y procurando que la cuchara llegue hasta
el fondo del recipiente.

Algunas variedades

Huevos en tostadas
Reparta los huevos revueltos recién hechos sobre
tostadas de pan aún calientes. Adorne con puntas
de espárragos y lonchitas de champiñón rehogado.

Huevos en escalera
Dore en mantequilla unos cuantos trozos de jamón.
Añádalos a los huevos antes de cuajarlos y

disponga finalmente, en una fuente de horno, capas de huevos y capas de lechuga. Se gratina en el horno.

Huevos revueltos a la flamenca

Pique finamente un ramito de perejil y una cebolleta. Agregue el picadillo a los huevos apenas batidos, junto con 2 filetes de anchoa en aceite desmenuzados y 100 g de colas de gambas peladas. Cuaje los huevos revueltos y sírvalos sobre pan de molde, frito en mantequilla.

HUEVOS REVUELTOS CON AJOS TIERNOS

Ingredientes

1 manojo de ajos tiernos (ajetes)
12 huevos
50 g de mantequilla
4 cucharadas de aceite
Pimienta

Preparación

Se retira la parte verde de los ajos, se le quitan las capas superiores y se cortan en rodajas finas. Se calienta el aceite en una sartén y se rehogan ligeramente los ajos procurando que no se doren demasiado. Mientras tanto se baten los huevos, sazonándolos con la pimienta, añadimos la mantequilla ablandada y los ajos escurridos del aceite.

Se pone todo en un cazo apropiado para el baño María y se deja cocer suavemente sin dejar de remover; para que vaya adquiriendo una consistencia cremosa y espesa. Se sirven calientes.

Nota: Los ajetes se pueden sustituir por una mezcla de perejil y perifollo.

HUEVOS REVUELTOS CON ENSALADILLA

Ingredientes

6 huevos
1 cebolla muy picada
3 cucharaditas de agua
2 cucharadas de mantequilla o margarina
2 tomates picados
2 patatas cocidas cortadas en cuadritos
1 calabacín cortado en dados
1 pimiento verde picado
Pimienta.

Preparación

Se baten los huevos con la cebolla y el agua. En una sartén puesta al fuego a temperatura media, derretimos la mantequilla y doramos unos minutos todas las verduras. Una vez estén blandas, se vuelca encima la mezcla de huevos y cebolla picada, removiendo con una cuchara de madera y prolongando la cocción 5 minutos más. Seguimos removiendo de vez en cuando para que los huevos cuajen de modo uniforme, pero no compacto. Por último, se condimenta con una pizca de pimienta y se sirve.

HUEVOS REVUELTOS CON CANGREJO

Ingredientes

2 cucharadas de mantequilla o margarina
12 huevos
1 vasito de leche
Un pellizco de pimienta
1 lata de atún al natural
200 g de queso cremoso
Pimentón

Preparación

En una fuente resistente al fuego derretimos la mantequilla y la removemos para que se reparta por todo el fondo. Aparte, batimos los huevos con la leche y la pimienta. Añadimos el cangrejo y el queso y se vierte todo en la fuente. Se espolvorea con el pimentón y se mete en el horno, previamente calentado a 180º, entre 40 y 50 minutos. La preparación queda completamente cuajada. Se puede servir caliente acompañada de pan recién tostado y una ensalada verde o mixta, de lechuga y tomate.

HUEVOS REVUELTOS CON CHAMPIÑONES

Ingredientes

12 huevos
250 g de champiñones
2 cucharadas de mantequilla o margarina
200 g de queso rallado
1 cucharada de cebolletas picadas
Una pizca de pimienta

Preparación

En una sartén grande se sofríen los champiñones, cortados en lonchas, con la mantequilla. Una vez dorados agregamos los huevos, batidos la pimienta y dejamos que se hagan despacio, removiendo de vez en cuando. Se espolvorea por encima el queso y las cebolletas y se cuaja, aguardando hasta que el queso quede completamente derretido. Si es temporada, adornamos con puntas de espárragos, verdes o blancos. Se sirven recién hechos sobre tostadas de pan también recién hechas.

HUEVOS REVUELTOS CON SETAS

Ingredientes

6 huevos
150 g de setas tempranas
Aceite y pimienta

Preparación

En una sartén con 3 cucharadas de aceite salteamos durante un par de minutos las setas muy limpias y cortadas en lonchas muy finas. Batimos los huevos, los espolvoreamos con la pimienta e incorporamos las setas, escurridas de su jugo. En una sartén, que a ser posible utilicemos sólo para las tortillas, calentamos otras 2 cucharadas de aceite y volcamos los huevos, removiendo con el tenedor hasta que se cuajen, separándolo del calor y siguiendo removiendo un poco.

TORTILLA FRANCESA CON MAICENA

Ingredientes

1 huevo por persona
1 cucharadita de maicena
1 cucharada de leche
Aceite para freír
Pimienta

Preparación

Se disuelve la maicena en leche fría, se mezcla con el huevo batido y con la pimienta. Se echa en una sartén con aceite muy caliente y se cuaja la tortilla.

¿Qué se puede hacer con huevos sobrantes?

Las claras se conservan bien en el frigorífico, poniéndolas en un recipiente hermético, y así pueden durar hasta una semana. También se pueden congelar, y para ello basta batirlas hasta que resulten espumosas y a continuación se vierten en bandejas de hielo.

Se pueden utilizar para realizar merengues o escarchados para adornos de tartas. Si las monta a punto de nieve firme, podrá agregarlas al chantilly (nata montada) para hacer que cunda más o incorporarlas en la realización de un sorbete, una mousse o para dar volumen a la pasta de frituras.

Las yemas, por el contrario, duran muy poco. Inmediatamente después de separarlas, hay que sumergirlas en agua para evitar que se endurezcan y se echen a perder por completo. Aún así, apenas se conservan en el frigorífico un par de días y no admiten la congelación.

Las yemas se pueden agregar a salsas, cremas, sopas y a las tortillas para hacerlas crecer, así como a las cremas pasteleras, a las natillas y a los helados.

UN VINO PARA CADA PLATO

Charcutería
Vinos jóvenes con aroma.

Entremeses
Vinos jóvenes con aroma.

Frutas
Vinos dulces (Málaga, moscatel) Cava dulce o semiseco.

Ensaladas
Ningún vino.

Consomé frío o caliente
Vino amontillado o Jerez.

Arroz
Vinos claretes, rosados o tintos ligeros.

Huevos
Elija el que quiera, pero que sea seco.

Ostras, mariscos
Vinos blancos secos.

Pescados a la parrilla
Vinos blancos secos, igual que para las ostras y los mariscos.

En salsa
El mismo vino que haya servido para hacer la salsa.
Blancos secos con cuerpo.
Tintos para la caldereta, el bacalao, los crustáceos
en salsa fuerte, la sopa de pescado.

Ahumados
Vinos blancos secos.

Patés
Vinos blancos secos, si se sirven al comienzo de la
comida.

Foie gras
Tintos, al final de la comida.

Carnes blancas
Vinos tintos ligeros, eventualmente Rioja blanco o
ciertos rosados secos del Penedés.

Carnes rojas
Vinos tintos con cuerpo.

Carne en salsa
El mismo vino que puso en la salsa. Vinos tintos
con cuerpo.

Caza
Vinos tintos.

GLOSARIO DE TÉRMINOS CULINARIOS

Acaramelar: Recubrir un postre con caramelo.

Acidular: Hacer levemente ácido un alimento con adición de limón, vinagre, etc.
Agua acidulada: agua fría a la que se ha añadido zumo de limón o vinagre; evita que se decoloren algunas frutas y hortalizas.

Adobar: Poner un alimento crudo en adobo para conservarlo, ablandarlo o darle un aroma especial.

Adobo: Mezcla de aceite, vino o vinagre, hierbas aromáticas y especias. Se utiliza para ablandar y condimentar carnes, aves y pescados.

Ajoarriero: Guisado a base de bacalao condimentado con ajo, aceite y huevo.

A la crema: Servido con nata o bechamel.

Al dente: Punto óptimo de cocción de la pasta cuando aún permanece algo compacta.

Aliñar: Condimentar una ensalada.

Almendrado: Preparado o rebozado con almendras.

Almíbar: Líquido espeso resultante de cocer azúcar y agua, solas o con zumo de frutas.

Amalgamar: Mezclar a fondo varias sustancias.

Amasar: Trabajar una masa, mezclando sus ingredientes, principalmente harina y algún líquido.

Antipasti: Entremeses italianos fríos o calientes.

Asar: Cocer un manjar en el horno, parrilla o asador con grasa solamente.

Aspic: Gelatina clara preparada con el caldo de cocción de carnes, pollo o pescado.

Azúcar glasé: Azúcar refinada y molida, que se usa en repostería y para espolvorear dulces.

Bacón: Tocino entreverado ahumado.

Baño María: Forma de cocer o mantener caliente en un baño de agua cálida un preparado contenido en otro recipiente más pequeño. Existen recipientes de doble piso destinados a tal fin.

Barbacoa: Parrilla para asar carne, generalmente montada al aire libre.

Barquillo: Hoja de pasta de harina sin levadura, por lo común con azúcar y canela, que se endurece en moldes calientes. Se sirve con helados.

Batir: Mezclar ingredientes para que se liguen o aireen y queden más ligeros y esponjosos. Se usa una cuchara de madera o una batidora manual o eléctrica.

Bechamel: Salsa confeccionada con mantequilla, harina, leche y sal. Sirve de base para otras salsas y para completar platos que deban gratinarse.

Besuguera: Utensilio de cocina de forma estrecha y alargada que sirve para cocer y escalfar pescados.

Blanquear: Dar un hervor o cocer a medias para quitar el mal gusto, sabor o color a ciertos géneros.

Bol: Taza grande y sin asa, de porcelana, barro, vidrio o metal.

Bouquet: Ramillete de hierbas aromáticas, frutas u otras combinaciones que prestan aroma o decoración a los platos. También se denomina así la combinación de aroma y paladar en los vinos.

Brasear: Cocer lentamente un alimento con su guarnición o salsa, manteniendo la braseadora tapada.

Brioche: Bollo de masa con levadura, ligeramente dulce.

Brocheta: Pincho de metal en el que se ensartan trozos de carne, ave o pescado para asarlos.

Budín: Plato de viandas cocidas en molde, al horno o al baño María, y servido fuera de éste.

Canapé: Rebanaditas de pan de molde fresco o tostado con algún fiambre o preparado.

Canelones: Tubos de pasta alimenticia que se rellenan de carne o pescado.

Carbonada: Estofado de vaca con pimienta.

Chamuscar. Pasar por encima de una llama de fuego fuerte cualquier manjar.

Chantilly. Nata batida, ligeramente edulcorada y a veces con un poco de vainilla.

Chilindrón: Guiso hecho con trozos de carne de ave, cerdo o cordero, rehogados con pimiento rojo y otros ingredientes.

Chino: Colador cónico.

Clarificar: Refinar grasas calentándolas y filtrándolas. Aclarar consomés y gelatinas con clara de huevo batida.

Cocer: Hacer entrar en ebullición un líquido.

Transformar por la acción del calor el gusto y las propiedades de un alimento.

Desalar. Sumergir un alimento salado en agua o leche fría.

Desangrar: Sumergir en agua o leche fría una carne o pescado para que pierdan la sangre.

Desbridar: Retirar después de su guisado el bramante o brocheta que embridaba la vianda.

Desglasar: Añadir vino a una asadora recién utilizada para recuperar la grasa y jugo que contenga.

Desgrasar: Retirar la grasa de una salsa o caldo.

Deshuesar: Dejar limpios de hueso un ave o cualquier trozo de carne.

Desleír: Agregar un líquido a alguna preparación para que no se formen grumos en la harina, se corten las yemas, etc.

Desollar: Quitar la piel a un conejo, liebre, cordero, etc.

Despojar: Dejar completamente limpio un trozo de carne, un ave o pescado.

Dorar: Poner al horno durante corto tiempo un

preparado untado de huevo o leche para que adquiera color dorado. También saltear a fuego vivo un alimento para que adquiera color.

Emborrachar: Empapar un postre con almíbar, licor o vino.

Embridar: Sujetar con un bramante aves, carnes o pescados para apretar sus carnes y conservar su forma después de cocidas.

Empanar: Pasar un alimento por leche, mantequilla derretida o huevo batido y pan rallado.

Emparedado: Trozo doble de pan de molde en cuyo interior se pone una porción de jamón u otro alimento análogo.

Encurtidos: Frutos, legumbres, etc., adobados en vinagre para su conservación.

Entrecot: Chuleta o filete grueso, frito o asado a la parrilla.

Entremés: Cualquiera de los manjares, como fiambre, aceitunas, etc., que se sirven antes de iniciarse la comida propiamente.

Entreverado: Dícese del tocino veteado de carnes magras.

Escabechar: Conservar un alimento en escabeche. Adobo con vinagre, hojas de laurel y otros ingredientes para poner en conserva pescados u otros manjares.

Escaldar: Método para afirmar el color de algún alimento. También se utiliza para eliminar el sabor fuerte o amargo de algunos alimentos.

Escalfar: Mantener en un punto próximo a la ebullición del líquido cualquier vianda sumergida en él.

Escalope: Lonja delgada de carne que generalmente se presenta empanada y frita.

Escarchar: Cubrir un bizcocho o pastel con azúcar glasé. Sumergir el borde de una copa en clara de huevo y azúcar y congelarlo en la nevera.

Especia: Toda sustancia aromática con que se sazonan o condimentan los manjares (pimienta, azafrán, nuez moscada, etc.).

Espumar: Retirar de un preparado, con la espumadera, las impurezas que flotan en él a modo de espuma.

Estofar: Cocer lentamente en recipiente cerrado un alimento, en compañía de su guarnición, jugo y grasa. En ocasiones puede añadirse vino para facilitar la cocción de viandas duras.

Farsa: Relleno.

Finas hierbas: Conjunto de perejil, perifollo, estragón y cebollinos finamente picados.

Flamear. Pasar viandas por una llama sin humo para quemar las plumas o pelos que hubiesen quedado al desplumarla o limpiarla. También, es inflamar un preparado con licor.

Fondo: Parte inferior de un molde o recipiente donde se elabora la receta. También elemento básico de una salsa.

Fondue: Mezcla de queso fundido y vino blanco en la que se empapan trozos de pan.

Forrar: Untar un molde para formar la capa de picadillo o gelatina que recubre ciertos platos.

Fumet: Concentrado que se obtiene, generalmente, de espinas, cabezas y carne de pescado (pudiendo añadirse algunos elementos aromáticos), con la finalidad de obtener un caldo muy sabroso que se utilizará para aromatizar o dar cuerpo a otras preparaciones culinarias. Puede elaborarse también a partir de verduras.

Gelatina: Sustancia translúcida de alto contenido proteínico que se obtiene de huesos y cartílagos. Se emplea en platos dulces y salados.

Glasear: Cubrir un preparado de pastelería con azúcar glasé, mermelada, etc.

Goulash: Estofado de vaca y cebolla, condimentado con pimentón y tomate.

Gratinar: Tostar en el horno la capa superior de un preparado.

Guarnición: Elementos que se incorporan a un plato para que sirvan de adorno o complemento

Hierbas: Especias aromáticas utilizadas en cocina, secas o frescas: albahaca, laurel, cebollinos, mejorana, menta, orégano, perejil, romero, salvia, estragón, tomillo, etc.

Hojaldre: Masa de pastelería que, cocida al horno, forma muchas hojas delgadas superpuestas.

Jardinera, a la: Guarnición compuesta de verduras y hortalizas frescas, cocidas separadamente.

Juliana: Verduras cortadas en tiritas finas.

Ligar: Dar consistencia a una mezcla seca añadiéndole huevos, nata, mantequilla derretida o crema.

Lustrar: Dar brillo con jalea, gelatina o grasa a un preparado.

Macedonia: Combinación de frutas o verduras cortadas en dados y mezcladas.

Macerar. Poner frutas cortadas con azúcar, vinos, licores, etc., para que cojan el sabor de éstos.

Majar: Machacar de forma imperfecta.

Manga: Bolsa de tela en forma cónica con una boquilla lisa o rizada que sirve para adornar platos con nata, puré, etc.

Marmita: Cacerola de barro.

Mechar: Introducir tiras de tocino en una vianda, con ayuda de una mechadora.

Medallones: Filetes circulares de carne, pescado o paté.

Melaza: Líquido espeso y dulce, de color pardo oscuro, resultante de la cristalización del azúcar.

Menestra: Guiso compuesto de hortalizas acompañadas de carne o jamón, en pequeños trozos.

Menudillos: Órganos internos comestibles de las aves y piezas de caza: hígado, corazón, molleja.

Moldear: Poner un preparado dentro de un molde para que adopte la forma de éste.

Montar: Batir huevos o nata hasta que estén bien altos y espumosos. También se utiliza este término para referirse al hecho de preparar el plato para su presentación final.

Mouse: Plato ligero, dulce o salado, a base de nata, clara de huevo batida y gelatina, que se sirve frío.

Ñoquis: Bolitas de masa, picadillo de carne o puré de patatas, cocidas al vapor o escalfadas.

Ossobuco: Plato a base de carne (cortada con el hueso y su tuétano) preparado con tomate y vino.

Papillote, en: Alimento preparado y servido en papel engrasado con mantequilla o aceite.

Páprika: Pimentón húngaro que se obtiene de un pimiento rojo molido.

Pepitoria: Guisado de ave con salsa de yema de huevo.

Picnic: Comida tomada al aire libre. Merienda campestre.

Pimentón: Pimienta roja. Pimienta de Cayena.

Pimientos del piquillo: Variedad de pimiento rojo que se cultiva en Navarra. Los piquillos de Lodosa son unos de los más afamados. Se recolecta manualmente desde septiembre a noviembre. Después se asan, se pelan y se envasan.

Pudín: Postre cocido al horno o al baño María.

Pulpa: Parte blanda y carnosa de las frutas y hortalizas.

Punto: Grado justo de cocción o sazonamiento.

Ragú: Estofado de carne.

Rallador: Utensilio de cocina empleado para desmenuzar por frotación pan, queso y otros ingredientes.

Rebozar: Pasar el alimento por harina y huevo batido antes de freírlo.

Rectificar: Poner a punto el sazonamiento o color de un preparado.

Reducir: Hacer cocer un preparado líquido para que, por evaporación, resulte más concentrado y sustancioso.

Reforzar: Añadir a una salsa, sopa o similar, un preparado que intensifique su sabor o color natural.

Refrito: Aceite frito con cebolla, ajo y algún que otro ingrediente, que se añade caliente a un guisado.

Rehogar: Saltear a fuego lento los alimentos sin permitir que tomen color.

Rizar: Decorar el borde de un pastel.

Rosbif: Trozo de solomillo o de chuletas de vaca, asado al horno.

Salar: Poner en salmuera un género crudo para su conservación o toma de sabor característico.

Salazón: Acción de salar o curar con sal.

Salmuera: Solución de agua y sal utilizada para conservar alimentos.

Salpicón: Guiso de carne, pescado o marisco, desmenuzado, con pimienta, sal, aceite, vinagre y cebolla.

Salsa: Composición o mezcla elaborada bien con los jugos de asados, bien con cualquier otro componente, pudiéndose desleír con agua, caldo, leche, vino o similar para obtener una textura líquida o semilíquida. Jugo que expulsa un asado de carne o ave al hacerse.

Saltear: Cocer o freír con grasa y a fuego vivo, para que no pierda su jugo.

Sazonar: Añadir condimento a una comida para darle olor y sabor.

Sémola: Pasta de harina de flor, o de arroz, reducida a granos muy finos, apropiada para confeccionar sopa y papillas.

Sofreír: Freír ligeramente una comida o condimento en una grasa.

Sopicaldo: Sopa muy clara en la que predomina el caldo.

Suero: Líquido que se separa de la leche cuando se corta. Se emplea en la elaboración del queso.

Suflé: Plato al horno a base de bechamel y yema de huevo.

Supremas: Los mejores trozos de un ave o pescado, sin espinas, huesos ni piel.

Tamizar: Separar, mediante un tamiz, la parte gruesa de una harina o producto análogo.

Terrina: Cazuela de barro utilizada para confeccionar y servir paté. También se llama así al paté preparado en esa cazuela.

Trinchar: Cortar una comida limpiamente.

Trufas: Setas poco corrientes, blancas o negras, de firme textura y delicado sabor. Se utilizan principalmente como guarnición.

Turnedó: Filete cortado de la parte central del solomillo.

Vinagreta: Salsa de aceite, vinagre, sal y pimienta, condimentada a veces con hierbas aromáticas.

www.ingramcontent.com/pod-product-compliance
Lightning Source LLC
Chambersburg PA
CBHW070928290526
45795CB00001B/476